控制痛风从饮食开始

主　编　何富乐　谢英彪
副主编　胡美兰　黄　昊
编著者　斯红萍　舒彩敏　何赢伟
　　　　沈彩彬　应艳新　刘　玥
　　　　毛相荧　吴　臻　沈　诺
　　　　郑梨艳　戴碧荣　王雪娜
　　　　吕梦奕　练镜如　祁思敏

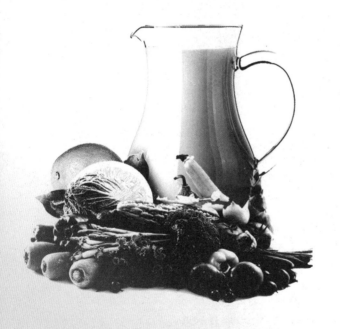

金盾出版社

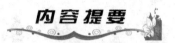

内容提要

本书简要介绍了痛风的病因、病理、临床表现、诊断及化验室检查等基础知识，详细介绍了痛风患者采用茶饮方、米粥方、汤羹方、菜肴方、主食方、饮料方、果菜方控制痛风的具体方法和控制痛风相关症状的食疗方等内容。本书实用性强，深入浅出，集科学性、知识性、趣味性于一体，适合痛风患者及大众阅读参考。

图书在版编目(CIP)数据

控制痛风从饮食开始/何富乐，谢英彪主编．—北京：金盾出版社，2017.7(2019.10重印)
ISBN 978-7-5186-1270-3

Ⅰ.①控… Ⅱ.①何…②谢… Ⅲ.①痛风—防治 Ⅳ.①R589.7

中国版本图书馆 CIP 数据核字(2017)第 066062 号

金盾出版社出版 总发行
北京太平路 5 号(地铁万寿路站往南)
邮政编码：100036 电话：68214039 83219215
传真：68276683 网址：www.jdcbs.cn
三河市双峰印刷装订有限公司印刷、装订
各地新华书店经销
开本：705×1000 1/16 印张：16.75 字数：230 千字
2019 年 10 月第 1 版第 2 次印刷
印数：5 001～8 000 册 定价：55.00 元

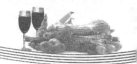

目 录

一、痛风的基础知识

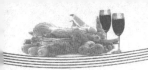

二、合理饮食防治痛风

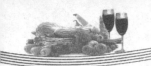

三、饮食治疗痛风

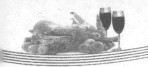

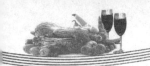

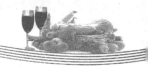

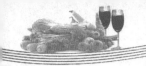

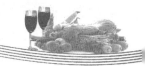

四、痛风相关症状的食疗

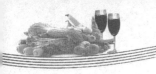

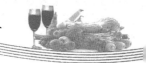

一、痛风的基础知识

1. 什么是痛风

痛风是一种由于嘌呤生物合成代谢增加,尿酸产生过多或因尿酸排泄不良而致血中尿酸升高,尿酸盐结晶沉积在关节滑膜、滑囊、软骨及其他组织中引起的反复发作性炎性疾病。它是由于单钠尿酸盐结晶或尿酸在细胞外液形成超饱和状态,使其晶体在组织中沉积而造成的一组异源性疾病。临床上以反复发作的急性关节炎,合并痛风结石,血尿酸浓度增高,关节畸形及肾脏病变等为特征。

血浆中的尿酸达到饱和,导致尿酸单钠盐结晶沉积在远端关节周围相对缺乏血管的组织中。这种结晶的出现可导致单关节或者多关节的急性炎性滑膜炎。痛风在男性中较为多见,姆趾是最常见的受累区域,50%~70%初次发病发生于此。90%的痛风患者在其一生中的某个时期会发生第一跖趾关节受累。其他可能受累的足部区域有足背部、足跟及踝部。除了累及关节之外,尿酸结晶还可以沉积在皮下,被称为痛风结节。

痛风的发病有明显的异质性,除高尿酸血症外,可表现为急性关节炎、痛风石、慢性关节炎、关节畸形、慢性间质性肾炎和尿酸性尿路结石。临床上分为原发性和继发性两大类,原发性痛风多由先天性嘌呤代谢异常引起,常与肥胖、糖类脂类代谢紊乱、高血压、动脉硬化和冠心病等聚集发生;继发性痛风则由某些系统性疾病或者药物引起。临床特点是:高尿酸血症、急性关节炎反复发作、痛风石形成、慢性关节炎和关节畸形,以及在病程后期出现肾尿酸结石和痛风性肾实质病变。女性一般在50岁之前不会发生痛风,因为雌激素对尿酸的形成有抑制作用,但是在

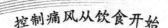

更年期后会增加发作比率。由于尿酸在人体血液中浓度过高,在软组织如关节膜或肌腱里形成针状结晶,导致身体免疫系统过度反应(敏感)而造成痛苦的炎症。一般发作部位为大蹬趾关节、踝关节、膝关节等。长期痛风患者有发作于手指关节,甚至耳廓含软组织部分的病例。急性痛风发作部位出现红、肿、热、剧烈疼痛,一般多在夜间发作,可使人从睡眠中惊醒。痛风初期,发作多见于下肢小关节。

据统计,痛风的发病率在0.3%左右,相当于癌的发病率。历史上不少著名人物和科学家,如美国总统富兰克林,亚历山大大帝,法国国王路易七世、路易十四世,英国皇后安妮,我国元世祖忽必烈皇帝,宗教领袖马丁路德、约翰卡尔文,著名科学家牛顿、哈维,英国大文学家米尔顿等都曾患过痛风。自古至今,痛风是西方的一种常见病,亦是中年以上男性发病率最高的关节炎。

过去认为,东方民族患本病者比较少见,但事实证明,近年来其发病率在逐年增加。在第二次世界大战以后,日本经济复兴时期,蛋白类食品成倍增加,痛风从而一跃成为一种极为流行的疾病。我国近年来,一方面由于医疗条件的改善及医务人员对痛风认识的提高,同时患者也提高了警惕,使被漏诊和误诊为风湿性关节炎、类风湿关节炎、丹毒、骨关节炎、结核性关节炎、反应性关节炎的痛风,能得到及时诊断。另一方面,随着生产方式的改进,体力劳动的强度有所减轻,人民生活水平不断提高,20世纪80年代以来,经济的迅速发展,使饮食结构发生了改变,由传统的糖类及较低水平蛋白质食物,转变为蛋白质含量较高的食品,加上部分人缺乏适当的体力活动,使体重超过标准,以致痛风的发病率呈直线上升,南方上升的趋势比北方明显,是与经济和生活水平的发展相一致的。预计在今后,我国痛风患者数还会增加。

痛风是终身性疾病,它的病情发展全过程可以分为以下四期。

(1)高尿酸血症期:又称痛风前期,在这一期患者可无痛风的临床症状,仅表现为血尿酸升高。

(2)痛风早期:此期由高尿酸血症发展而来。突出的症状是急性痛风性关节炎的发作。在急性关节炎发作消失后关节可完全恢复正常,亦不遗留功能损害,但可以反复发作。此期一般皮下无痛风石的形成,亦

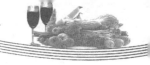

无明显的肾脏病变如尿酸性肾病及肾结石的形成,肾功能正常。

(3)痛风中期:此期痛风性关节炎由于反复急性发作造成的损伤,使关节出现不同程度的骨破坏与功能障碍,形成慢性痛风性关节炎。可出现皮下痛风石,也可有尿酸性肾病及肾结石的形成,肾功能可正常或轻度减退。

(4)痛风晚期:出现明显的关节畸形及功能障碍,皮下痛风石数量增多、体积增大,可以破溃出白色尿盐结晶。尿酸性肾病及肾结石有所发展,肾功能明显减退,可出现氮质血症及尿毒症。

尿酸沉积于结缔组织形成痛风石,平均出现时间为 10 年。经过10～20 年累及上下肢许多关节,可出现假性类风湿关节炎。多数人发现自己患有痛风时,表现为急性关节炎,患者的关节多于夜间有突然发作性疼痛,脚部的蹈趾关节和跖趾关节常最先受侵犯,其次是踝、膝、手、腕部的诸关节。疼痛后数小时关节红肿、发热、僵硬,同时全身体温上升达38℃～39℃,并伴有头痛、心慌等全身症状。血检验白细胞计数增高,红细胞沉降率也会加快。

急性关节炎期可持续数天到数周,关节可还原。但是关节炎常常反复发作,间隔期越来越短,最后关节炎进入慢性期。由于关节炎频繁发作,尿酸盐在关节内沉着增多,关节肿胀持续不能消失,关节畸形或僵硬,以致关节活动受到限制。同时在关节的骨质内、滑膜、韧性及耳垂的皮下有痛风石形成,经皮肤直接触摸可有明显的压痛,破溃后有白色的尿酸盐结晶排出。有的患者还可有肾功能减退及冠状动脉硬化、高血压病等并发症。

痛风多发生于老年人、肥胖及脑力劳动者。常并发肥胖、糖尿病、高血压及高脂血症。高蛋白、高脂肪膳食容易引起痛风,酒精亦能诱发高尿酸血症。

2. 痛风的发病机制是什么

高尿酸血症是痛风发生的必要条件,但并不是所有高尿酸血症均会发展成为痛风。由于长期持续高尿酸血症,尿酸在组织或关节滑液中呈饱和状态,而使尿酸盐结晶析出并沉积在关节、关节周围、皮下及肾脏等部位,引起痛风性关节炎、痛风结节、肾脏结石或痛风性肾病等一系临床表现。

尿酸分解降低作为导致高尿酸血症的机制已被排除。在核酸和核苷酸的正常转换过程中,部分被降解成游离嘌呤基,主要是次黄嘌呤和鸟嘌呤。合成核苷酸所需要的核酸过剩时,会迅速降解为次黄嘌呤。鸟嘌呤在鸟嘌呤酶作用下脱氨成为黄嘌呤。次黄嘌呤和黄嘌呤经黄嘌呤氧化酶的作用被氧化成尿酸。嘌呤核苷酸、腺嘌呤核苷酸、次黄嘌呤核苷酸和鸟嘌呤核苷酸是嘌呤生物合成的末端产物。

上述 3 种嘌呤核苷酸可经 2 个途径中的 1 个合成,直接从嘌呤碱合成,如鸟嘌呤转化成鸟嘌呤核苷酸,次黄嘌呤转化成次黄嘌呤核苷酸,腺嘌呤转化成腺嘌呤核苷酸,或者它们可重新合成。嘌呤代谢的首步反应及其反馈抑制的部位是磷酸核糖焦磷酸(PRPP)＋谷氨酰胺＋H_2O 氨基磷酸核糖＋谷氨酸＋焦磷酸(PPI),该反应由磷酸核糖焦磷酸酰胺转移酶(PRPPAT)催化。此反应调节失控和嘌呤合成增加的可能机制是:PRPP、谷氨酰胺浓度增高;酶的量或活性增加;酶对嘌呤核苷的反馈抑制的敏感性降低;对酶活性有协调作用的腺苷酸或鸟苷酸浓度减少,导致对酶的抑制作用降低。在次黄嘌呤磷酸核糖基转移酶(HPRT)缺乏和PRPP 合成酶过度活跃时,细胞内 PRPP 浓度明显增高,嘌呤合成增多。在尿酸生成增多的患者,其 PRPP 的转换是加速的。此外,部分高尿酸血症的原因是由次黄嘌呤-鸟嘌呤磷酸核糖转换酶(HGPRT)缺乏所致,当该酶异常时,PRPP 增多,嘌呤合成增加,尿酸生成增多。其他还包括任何导致细胞内腺苷酸分解加速的过程,均会因嘌呤降解加快而尿酸生成增加,引起高尿酸血症。

对部分痛风患者来说,其高尿酸血症的直接病理机制是肾小管对尿酸盐的清除率下降。肾脏对尿酸盐的排泄是由肾小球滤过,但滤过的尿酸盐几乎完全被近曲小管吸收(分泌前重吸收),肾小管分泌的尿酸盐部分在近曲小管的远端也被重吸收,少量在亨利襻和集合管重吸收(分泌后重吸收)。因此,尿酸盐排泄几乎是肾小管所分泌,最终尿酸从肾脏排泄是肾小球滤过量的 6%～12%。当肾小球尿酸盐滤过减少、肾小管对尿酸盐的重吸收增加或肾小管分泌尿酸盐减少,均可引起尿酸盐肾排泄的降低,导致高尿酸血症。当血尿酸增高超过超饱和浓度,尿酸盐就会在组织内沉积。在对痛风患者的研究中,已证实肾单位对尿酸盐的分泌是下降的。

3. 痛风的形成与哪些因素有关

(1)与肥胖有关:饮食条件优越者易患此病。有人发现痛风患者的平均体重超过标准体重17.8%,并且人体表面积越大,血清尿酸水平越高。肥胖者减轻体重后,血尿酸水平可以下降。这说明长期摄入过多和体重超重与血尿酸水平的持续升高有关。

(2)与高脂血症有关:有75%～84%的痛风患者有高三酰甘油血症,个别有高胆固醇血症。痛风患者为了减轻病情,应减轻体重,达到生理体重标准,适当控制饮食,降低高脂血症。

(3)与糖尿病有关:糖尿病患者中有0.1%～0.9%伴有痛风,伴高尿酸血症者却占2%～50%。有人认为,肥胖、糖尿病、痛风是现代社会的三联"杀手"。

(4)与高血压有关:痛风在高血压患者中的发病率为12%～20%,有25%～50%的痛风患者伴有高血压。未经治疗的高血压患者中,血尿酸增高者约占58%。

(5)与动脉硬化有关:肥胖、高脂血症、高血压和糖尿病本身就与动脉硬化的发生有密切关系。有资料统计100例因动脉硬化而发生急性脑血管病的患者中,有42%存在高尿酸血症。1951年,Gertler等叙述一组年轻人患冠心病者具有显著高尿酸血症的统计学意义。

(6)与饮酒有关:长期大量饮酒对痛风患者不利有三:①可导致血尿酸增高和血乳酸增高,从而可诱发痛风性关节炎急性发作。②可刺激嘌呤增加。③饮食时常进食较多高蛋白、高脂肪、高嘌呤食物,经消化吸收后血中嘌呤成分也增加,经过体内代谢,导致血尿酸水平增高可诱发痛风性关节炎急性发作。

4. 痛风易侵犯哪些人

痛风具有明显的遗传倾向,在临床上不难发现,有痛风病家族史者患痛风的比例较高。因此,将家族中有无痛风病史的人,作为临床判断某人是否易患痛风的主要依据。痛风的发生还与很多后天因素(如年龄、性别、职业、饮食嗜好及肾功能损害等)有很大关系。有专家研究发现,肥胖和进食高嘌呤饮食过多的人易患痛风。40岁以上较为肥胖的中年男性易患痛风,不爱运动、进食肉类蛋白质较多、营养过剩的人容易患痛风。流行病学调查的结果显示:除了遗传这一重要患病因素外,胖人比瘦人容易患痛风;营养过剩的人比营养一般的人易患痛风;年龄大的人比年轻的人易患痛风;男人比女人易患痛风;贪食肉类的人比爱吃素食的人易患痛风;酗酒的人较不饮酒的人易患痛风。对于易患痛风的人群来说,应采取综合措施来预防痛风。

5. 什么是痛风石

在痛风患者的发病过程中,会出现一种坚硬如石的结节,称为"痛风石",又名痛风结节。这种尿酸钠结晶沉积于软组织,引起慢性炎症及纤维组织增生形成的结节肿。痛风石最常见于耳轮,亦多见于踇趾的第一跖趾关节、指、腕、肘及膝关节等处,少数患者可出现在鼻软骨、舌、声带、眼睑、主动脉、心瓣膜和心肌;在关节附近的骨骼中侵入骨质,形成骨骼畸形,或使骨质遭受损毁。这种痛风结节也可在关节附近的滑囊膜、腱鞘与软骨内发现。痛风石大小不一,可小如芝麻,也可大如鸡蛋。

一般认为,血尿酸在0.54毫摩/升以上时,50%有痛风石。多见于起病后的某个时期,平均为10年左右。总之,血尿酸浓度越高,病程越长,发生痛风石的机会越多。痛风石逐渐增大后,其外表皮肤可能变薄溃破,形成瘘管,排出白色粉笔屑样的尿酸盐结晶物,经久不愈。由于尿酸有抑制细菌的作用,继发感染少见。发生在手足肌腱附近的结石,常影响关节活动,有时需手术治疗。

痛风石可见于任何关节软骨(透明软骨或纤维软骨)、滑膜、触鞘及其周围软组织。通常是多关节分布,好发于外耳的耳轮、尺骨鹰嘴、指间和掌指关节、指端皮肤、手掌、腕关节、跖趾、踝关节、足背、足底、膝关节等处。这些部位的痛风石一般较易被发现。

痛风石有时也会出现于睑板软骨、角膜和巩膜等部位。甚至在大动脉、心肌、主动脉瓣、二尖瓣、三尖瓣、舌、会厌、声带和钩状软骨、气管软骨、阴茎及包皮上也会出现痛风石。躯干部,如肩、胸、腹、背、腰、臀等处少见,大腿及上臂等处也少见。可能是这些部位局部温度和血液循环较好,局部组织的 pH 值较四肢末梢高的缘故。

内脏也可发生痛风石,主要见于肾脏实质。有时可见于输尿管和膀胱。肝脏、胆囊、胆管和胰腺等处罕见。曾有报道在唾液中找到尿酸盐结晶。脑、脾、肺未见痛风石。痛风石出现后慢慢由小变大,尿酸盐结晶逐渐增多,内压增高,常常会使局部皮肤膨胀、紧张、菲薄、发亮。加上尿酸盐结晶的侵蚀作用,覆盖其上的皮肤完整性受到破坏,抗牵拉性下降,一旦因摩擦、受压、受冻及创伤等原因可发生溃烂,"牙膏样"白色尿酸盐结晶物质就会从破溃的洞里"漏"出来。破溃处可形成窦道或瘘管。开口周围组织由于尿酸盐结晶的刺激可呈慢性炎症性肉芽肿。易继发细菌感染,形成慢性化脓性病灶。破溃处由于血液循环差,细胞再生力弱,加上感染和慢性肉芽肿等原因,难以自行愈合。严重者可引起脓毒血症而导致死亡。

6. 痛风如何分类

痛风依病因不同可分为原发性和继发性两大类。原发性痛风指在排除其他疾病的基础上,由于先天性嘌呤代谢紊乱和(或)尿酸排泄障碍所引起;继发性痛风指继发于肾脏疾病或某些药物所致尿酸排泄减少、骨髓增生性疾病及肿瘤化疗所致尿酸生成增多等。

(1)原发性痛风:多有遗传性,但临床有痛风家族史者仅占 10%～20%。尿酸生成过多在原发性高尿酸血症的病因中占 10%。其原因主要是嘌呤代谢酶缺陷,次黄嘌呤-鸟嘌呤磷酸核糖转移酶(HGPRT)缺乏和磷酸核糖焦磷酸盐(PRPP)合成酶活性亢进。原发性肾脏尿酸排泄减少约占原发性高尿酸血症的 90%,具体发病机制不清,可能为多基因遗传性疾病,但应排除肾脏器质性疾病。

(2)继发性痛风:指继发于其他疾病过程中的一种临床表现,也可因某些药物所致。骨髓增生性疾病如白血病、淋巴瘤、多发性骨髓瘤、红细胞计数增多症、溶血性贫血和癌症等可导致细胞的增殖加速,使核酸转

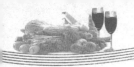

换增加,造成尿酸产生增多。恶性肿瘤在肿瘤的放化疗后引起细胞大量破坏,核酸转换也增加,导致尿酸产生增多。肾脏疾病包括慢性肾小球肾炎、肾盂肾炎、多囊肾、铅中毒和高血压晚期等引起的肾小球滤过功能减退,可使尿酸排泄减少,导致血尿酸浓度升高。药物如噻嗪类利尿药、呋塞米、乙胺丁醇、吡嗪酰胺、小剂量阿司匹林和烟酸等,可竞争性抑制肾小管排泄尿酸而引起高尿酸血症。另外,肾移植患者长期服用免疫抑制药也可发生高尿酸血症,可能与免疫抑制药抑制肾小管排泄尿酸有关。

7. 什么是痛风结节

尿酸盐沉着于软骨或关节周围,以及肌肉和皮下组织等处的硬块,称为痛风结节。结节容易出现在血液循环较少的部位,最喜欢出现在耳垂,其次是脚趾的关节附近,手肘、手指、足踝的附近都会形成。解剖学研究发现,肾脏等组织也会出现痛风结节。痛风结节减少尿酸的溶解度,尿酸钠成结晶沉着,呈瘤状。其大小从粟粒般大到核桃般大不等,通常不会引起疼痛。此外,出现在手指时,容易造成关节的运动限制或变形。结节的内容物为白色的黏液状,或豆腐渣状,逐渐增大会使皮肤变薄,最后破裂,露出豆腐渣状的物质。如果对于尿酸值较高的状态放任不管,则痛风结节会逐渐增大。反之,若将尿酸值控制在正常范围,则尿酸结晶会溶解在血液中,从肾脏排泄出去,结节就会逐渐缩小。换言之,若形成痛风结节就可证明尿酸的控制相当不良。存在痛风结节,就可确诊为罹患痛风了。因此,要养成时时检查耳垂和手肘是否有结节的习惯。不治疗且放任不管,则大部分的人约60%从最早的关节炎发作开始5年左右,会出现痛风结节。

8. 什么是痛风性肾病

痛风发生肾脏损害时,称之为痛风性肾病。痛风常有明显的关节炎临床症状,而肾脏改变常常是隐匿的。一般来说,痛风关节炎反复发作多年,才有肾损害。但也有例外,甚至肾脏损害发生在关节炎之前。痛风肾脏损害有慢性痛风性肾病、泌尿系尿酸结石及急性梗阻性肾病。痛风患者出现肾结石的概率比一般人更高,占痛风患者的 10%～30%。此外,有 20% 痛风患者的肾结石所引起的疼痛发作比关节炎发作更早。结石会经由肾脏、输尿管、膀胱往下滑落。结石移动时会损伤脏器,因此会出血,形成血尿,产生强烈的疼痛感,引起结石发作。这时除了血尿之外,腰和腹部也会产生剧痛,60% 为尿酸形成的结石,剩下的 40% 为磷酸与草酸钙盐所形成的结石。一般来说,X 线可以拍到钙盐结石,但很难拍到尿酸结石。如果结石排出,拿到医院检查,分析其成分,就可得知是否为尿酸结石。形成结石不会立刻危及生命。尿酸沉着于肾脏,使肾脏呈功能减退的状态,称为"痛风肾"。到这种状态时,体内无法排泄老旧废物,毒素弥漫全身,因此出现"尿毒症"。变成尿毒症时,尿量减少,面如土色,气色非常差。全身倦怠、水肿时,眼睑增厚,按压足胫时会有陷凹的现象。没有接受适当治疗的痛风患者比一般人的平均寿命缩短 10～20 年。主要的原因是因为痛风肾造成尿毒症,为死因的 60%～70%。最近,由于药物和透析治疗的发达,因动脉硬化所引起的心脏病和脑血管障碍已经取代了尿毒症,成为死亡的重大原因。

9. 慢性痛风性肾病的发病机制是什么

正常人体内尿酸池平均为 1200 毫克,每天产生 750 毫克,约 2/3 经肾脏清除,1/3 由肠道排出体外。尿酸大部分是以游离尿酸钠盐形式由肾脏排出的,肾脏排泄尿酸主要经过 4 个过程:①肾小球滤过。②近曲小管重吸收。③远曲小管分泌。④肾小管分泌后重吸收。正常人每日随尿排出的尿酸量约为 500 毫克,若尿中每日排出量超过 700 毫克即称为高尿酸尿。

影响肾脏排泄尿酸的因素有:①尿 pH 值。②肾小管中的液体流速。③肾血流量。前两者和尿酸降低或尿酸盐在集合管和尿道的沉积有关,而肾血流量才是影响尿酸排泄的主要因素之一。少部分尿酸可被破坏,主要是分泌入肠道的尿酸被细菌分解为尿囊素和二氧化碳。在痛风患者中并未发现尿酸分解减低,实际上在高尿酸血症时,特别是发生肾衰竭后,进入肠腔分解的尿酸只会增加,成为机体的重要二线防御。因此,嘌呤合成代谢增高和(或)尿酸排泄减少是痛风患者血清尿酸值增高的重要机制。

尿酸是 2,6,8-三氧嘌呤,其第九位上连接的氢离子可以电离成尿酸盐,而使溶液呈微酸性。尿酸的 pH 值为 5.75,体液偏碱,因此在血液和滑膜中主要以钠盐或钾盐形式存在。由于细胞外液中主要阳离子是钠离子,所以体内尿酸盐主要为尿酸钠。又因肾锥体乳头部钠离子浓度较血浆高 2~3 倍和肾髓质区尿液呈酸性,尿 pH 值低于 5.5。以上两点使肾髓质区尿酸盐含量较肾皮质高 6 倍,成为尿酸钠沉积的主要场所。所以,痛风性肾病主要损害部位是肾小管和肾间质,病变以肾髓质部位最为严重。沉积的尿酸钠来自血液尿酸或尿液尿酸,可透过肾小管上皮细胞直接进入间质,巨噬细胞吞噬尿酸钠,激活溶酶体酶,刺激局部导致间质炎症反应,肾间质区可见淋巴细胞、单核细胞及浆细胞浸润。另外,尿酸结晶沉积于肾小管内可阻塞管腔,最终导致肾小管闭塞、破坏及不可逆转的肾小管功能障碍。光镜下可见呈针状、双折光放射状排列的尿酸盐结晶沉积于肾小管—肾间质内,此为痛风性肾病的特征性变化。晚期肾间质纤维化使肾萎缩,纤维组织压迫血管引起肾缺血,肾小动脉硬化及肾小球硬化,以上为引起肾衰竭的两个重要原因。

10. 什么是高尿酸血症

体液中的尿酸 98% 以钠盐的形式存在,在体温 37℃,pH 值为 7.4 的生理条件下,尿酸的最大溶解度为 380 微摩/升。血液中尿酸浓度取决于尿酸生成和排泄之间的平衡,实验室检查血尿酸正常值的范围为 149~416 微摩/升。当血液中尿酸钠的浓度高于 416 微摩/升时,即为高尿酸血症。

高尿酸血症是痛风的重要生化基础,也是诊断痛风和判断痛风疗效、预后的重要指标。但是,高尿酸血症并不等同于痛风。高尿酸血症患者在没有出现痛风症状时,可称为无症状性高尿酸血症,并可在少数人身上终身存在。因此,有高尿酸血症者,不一定全部发展成痛风。据研究,只有 5%~12% 的高尿酸血症患者最终发展为痛风,绝大多数患者终身不发作。无痛风发作的高尿酸血症患者,是由于血中尿酸浓度不够高,高尿酸血症的持续时间不够长,这可能是各种药物和饮食因素而造

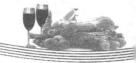

成暂时性高尿酸血症,只要消除这些因素就可以恢复正常。

高尿酸血症形成后,对肾脏的危害有以下几种情况:①慢性尿酸性肾病。此病又称原发性尿酸性肾病或尿酸盐性肾病,主要是由于尿酸盐沉积于肾组织,引起慢性进行性间质性肾炎,受损部位是肾间质和肾小管,以髓质病变最为严重。②急性尿酸性肾病。短期内血尿酸明显增高,尿酸结晶在肾集合管、肾盂、肾盏及输尿管迅速沉积发生梗阻。此病多发于一些疾病,如白血病、淋巴瘤等化疗或放疗时,或实质脏器瘤广泛转移,核酸分解引起尿酸增高。此外,当原发性高尿酸血症患者服用大剂量药物增加尿酸排泄物时,也可诱发急性尿酸性肾病。③尿酸性结石。尿酸比尿酸盐溶解度低,84%的结石为单纯尿酸,还含有草酸钙、磷酸钙及碳酸钙。尿酸结石的产生取决于低尿量、低 pH 值尿和高尿酸尿等因素。

11. 急性痛风性关节炎的发病机制是什么

导致痛风患者关节组织炎症的主要原因是尿酸盐结晶在关节及其周围组织(包括软骨、滑膜、腱鞘、腱索等)沉积。

(1)引起血尿酸水平迅速波动的因素:尿酸盐结晶,即使沉积量很大,痛风石很多,在通常情况下并不激发急性炎症反应。但如果血尿酸水平迅速波动,就可诱发关节炎急性发作。引起血尿酸水平迅速波动的因素常见于以下两个方面:①在高嘌呤饮食、酗酒、创伤、外科手术、饥饿、某些药物等因素影响下,血尿酸水平可突然升高。血尿酸升高达饱和状态时,可在滑液中沉积形成不溶性尿酸盐针状结晶,此时白细胞大量吞噬结晶,于数分钟内即可促发机体释放趋化因子和多种炎性介质,吸引更多的白细胞在局部聚集。吞噬结晶的白细胞迅速脱颗粒,继之细胞裂解,释放出胞质和溶酶体酶,引起关节局部及其周围软组织发生一系列非特异性炎症反应,出现局部红、肿、热、痛的急性炎症表现。此外,尿酸钠盐结晶还可刺激巨噬细胞和滑膜成纤维细胞产生前列腺素,成纤维细胞还产生胶原酶,有学者认为这两种物质不仅与急性、也与慢性痛风性关节炎及关节损伤有关。②在降尿酸药物治疗早期,血尿酸突然降低,已沉积在关节及其周围组织的不溶性尿酸盐结晶脱落,导致痛风性

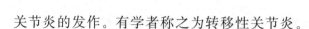

关节炎的发作。有学者称之为转移性关节炎。

（2）无高尿酸血症患者发生痛风的可能机制：①关节及其周围组织的局部环境长期异常等原因可导致关节部位发生尿酸盐结晶沉积，即失调性结晶形成。以后当遇到创伤和局部代谢紊乱等激发因素时，结晶脱落进入关节腔，引起滑膜炎和关节周围组织炎症，造成急性痛风性关节炎发作。②有学者认为，因血尿酸分游离形式和结合形式两种，游离形式的尿酸易在关节和组织中沉积，所以有的患者血尿酸水平正常，但游离形式的血尿酸比例升高，同样可以发生痛风性关节炎。反之，如果血尿酸水平增高，但游离形式的血尿酸比例正常，不一定会发生痛风。

（3）自限性痛风性关节炎的可能机制：痛风性关节炎常有自限性，尤其是初次发作时，即使不治疗也常会在数日内缓解。其机制可能是：①在痛风性关节炎发生过程中，溶解脱落的尿酸盐结晶可与体内多种蛋白质结合，从而反馈性地抑制白细胞趋化因子的形成、分泌和催化白细胞作用，阻止炎症的循环。②白细胞破坏时释放的水解酶和胞浆酶与尿酸盐结晶有较强的结合能力，反馈性地降低了白细胞与尿酸盐结晶的结合能力，使关节炎自然缓解。

12. 老年痛风有何特点

痛风是中老年高发的疾病，尤其老年患者是一个特殊的群体，临床表现与中青年患者有所不同。现将老年痛风患者的一些特点归纳如下。

（1）老年慢性痛风主要是多基因遗传性肾脏排尿酸障碍，其次是多基因遗传性尿酸产生过多。这类患者往往有较长病史。

（2）老年患者继发性痛风较多。老年患者中女性痛风占较大比例。这是由于女性患者痛风大多发生于绝经期后的缘故。

（3）老年患者常有痛风前驱症状，表现为游走性关节刺痛、低热乏力、皮肤潮红、瘙痒等。老年患者影响多关节者较多，其原因可能与多种因素有关。包括同时患有慢性疾病，如肾病。长期使用某些药物，如小剂量阿司匹林等，以及老年患者可能具有多关节发病的倾向，而且可以没有急性间歇性单关节炎的病史。

（4）老年患者较易影响手部小关节，其中老年女性更为多见，有时与骨性关节炎较难鉴别,关节边缘的侵入性改变和骨溶解是痛风的特征性改变。

(5)老年患者在疾病早期极易发生痛风石,且可以发生在非典型部位。

(6)老年患者的发病常与长期使用利尿药或与肾功能减退有关。长期使用利尿药的原因主要是合并高血压和心脏病。

(7)老年患者常有高血压、动脉硬化、糖尿病和不同程度的肾功能不全,应考虑痛风和这些伴发病在治疗上的矛盾及药物的相互作用,不能忽视对原发病的诊治。老年人易发生泌尿系感染,更易形成肾结石。

(8)老年患者痛阈值升高,致关节疼痛感觉减轻,较少有强烈的关节剧痛,以钝痛的慢性关节炎较多见,易与常见的骨关节炎等其他类型关节炎相混淆,有时须经关节腔抽液检出尿酸盐结晶才能确诊。

(9)老年患者可因动脉硬化而导致肢端血供不畅,痛风性关节炎会表现为关节持续红肿。如继发感染,则易形成慢性溃疡。应注意与慢性骨髓炎、丹毒等相鉴别。

(10)40岁以后血尿酸升高,50岁可达生理性峰值,老年人可因偶然高蛋白饮食而造成一过性高尿酸血症,故不能只依据一次血尿酸升高就轻率地诊断为痛风。无痛风病史而接受放、化疗的老年患者也会发生急性尿酸性肾病。

13. 怎样减少痛风性肾病的发生

痛风性肾病发生的基础就是高尿酸血症。血尿酸升高后,经由肾脏排泄的尿酸也相应增加。当血尿酸升高到一定水平后,即超过了肾脏的排泄能力,如果再有尿量较少、尿液偏酸性等附加因素,则尿酸极易在肾脏内沉积而导致痛风性肾病的发生。当血尿酸维持正常后,则可经肾脏充分排出而不发生沉积,因而能减少或防止痛风性肾病之发生。

痛风多见于中老年,而且常合并肥胖、高血压病、高脂血症、糖尿病、动脉硬化、冠心病、脑血管疾病等。上述几种疾病与高尿酸血症相关性极强,但将所有这些因素完美地统一起来是困难的,高尿酸血症可能不是这些疾病的独立危险因素,而与多因素有关。例如,高血压影响肾脏

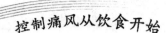

对尿酸的排泄,肥胖者尿酸摄入较多,酸性代谢产物竞争性地抑制肾小管对尿酸的排泄,糖尿病的嘌呤分解代谢增强和尿酸的生成增加等。就发病机制来说,高尿酸血症常与这些危险因素或多或少地结合在一起,对痛风的发生和进展起着协同作用。可以认为以上因素可能共同作用,互为因果,构成发病的倾向。

在治疗原发性痛风时,随着血尿酸水平的下降及痛风症状的缓解,伴发病的某些症状如心绞痛、胸闷、心悸、头痛等症状可明显改善。一些未用降血脂药物的高血脂患者,随着血尿酸水平的有效控制,血脂症状可明显下降。有些难治性糖尿病,血糖也有明显下降。因此,作为嘌呤代谢紊乱的原发性痛风是冠心病、高血压病、糖尿病、高脂血症的恶化因素,痛风的及时控制,对其伴发病的控制也十分有益。所以,笔者认为对确诊为原发性痛风的患者,应常规进行血脂、血糖、心电图、X 线摄片等检查,及早发现伴发病。而对于有上述伴发病的患者,需多次查血尿酸及尿尿酸,及时治疗高尿酸血症。

14. 痛风有哪些并发症

病程较长的患者有约 1/3 可发生肾脏并发症。肾损害有 3 种形式:一是尿酸盐肾病,由于尿酸盐在肾间质组织沉积所致;二是肾尿酸结石,原发性痛风者肾尿酸结石占 20%～25%;三是大量尿酸结晶广泛沉积于肾小管,导致尿流梗阻而产生急性肾衰竭症状。

(1)尿酸性肾石病:有 10%～25% 的痛风患者可发生尿酸性肾石病。部分患者甚至是以尿酸性肾石病作为首发症状而就诊。细小的泥沙样结石容易随尿液排出,患者可无任何症状,较大的结石常引起肾绞痛和血尿。并发尿路感染者,可有尿频、尿急、尿痛等尿路刺激症状或腰痛。

(2)痛风性肾病:早期常表现为间歇性的蛋白尿。一般病程进展较为缓慢。随着病情的发展,蛋白尿逐渐转变为持续性,肾脏浓缩功能受损,出现夜尿增多等。晚期则可发生慢性肾功能不全,表现为水肿、高血压、血尿素氮和肌酐升高,最终患者可因肾衰竭而死亡。少数患者以痛风性肾病为主要临床表现,而关节炎症状不明显。由于肾脏滤过功能不全时,尿酸的排泄减少,可引起血尿酸水平的升高。故对于慢性肾功能

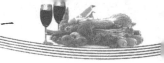

不全伴高尿酸血症的患者，很难判断其高尿酸血症与肾病之间的因果关系。

（3）急性肾衰竭：大量的尿酸盐结晶堵塞在肾小管、肾盂及输尿管内，引起尿路梗阻，导致患者突然出现少尿甚至无尿，如不及时处理可迅速发展为急性肾衰竭，甚至引起死亡。

（4）高三酰甘油血症：约75%的痛风患者有高三酰甘油血症，主要是高脂蛋白血症的第Ⅳ型，载脂蛋白B、极低密度脂蛋白升高，而胆固醇水平是正常的。除了饮食、肥胖、饮酒影响痛风患者的高三酰甘油血症外，还有一些其他因素影响。

（5）心脑血管病：痛风患者中25%～50%有高血压；在未进行治疗和进行治疗的高血压患者中，并发高尿酸血症者分别为1/3与2/3。高脂血症，动脉粥样硬化和冠心病可加重高尿酸血症和痛风。限制饮食、饮酒，减轻体重，正确治疗原有疾病，可得到较好控制。

（6）糖尿病：痛风伴发2型糖尿病屡有报道。如上所述，这可能是由于肥胖、饮食及饮酒等是它们的共同诱因有关，而并非有直接因果关系。但在预防治疗及预后中则有密切关系。据报道，高尿酸血症伴发高三酰甘油血症者占43%，26%伴发糖尿病，19.5%同时伴糖尿病和高三酰甘油血症，而胆固醇则是正常的。肥胖、2型糖尿病、脂代谢紊乱血症、高血压病和痛风是常并存的一组代谢综合征。这是因为肥胖、高胰岛素血症—胰岛素抵抗所引起的糖、脂质、嘌呤等代谢紊乱。只要降低体重、增加体力活动及改变饮食习惯，即可得到较好的治疗效果。

15. 痛风患者主要的死亡原因是什么

单纯的高尿酸血症及一般的痛风性关节炎发作，本身不会直接造成患者死亡。下列几种情况则是引起痛风患者死亡的原因。

（1）痛风造成肾脏病变，肾功能受到损害，最后发展为慢性肾衰竭和尿毒症而致死。它占死亡原因的20%～30%。极少数痛风患者在痛风急性发作时血尿酸明显升高，可在短期内发生急性肾衰竭而导致死亡。

（2）皮肤的痛风石破溃后未及时采取治疗措施，又不注意清洁卫生，结果造成细菌感染，蔓延到血内引起菌血症和败血症而致死，这种情况

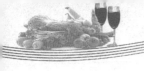

也十分少见。

（3）痛风性肾结石或肾盂积水、膀胱结石等容易引起顽固性泌尿系统感染，尤其是肾盂肾炎。有时由于未及时与彻底治疗而引起脓肾或坏死性肾乳头炎、败血症等而致死。

（4）痛风并存的一些疾病如高血压病、动脉硬化、冠心病、糖尿病等也是重要的死亡原因。例如，脑血管意外、心肌梗死、心力衰竭、致命性心律失常及糖尿病引起的一些急、慢性并发症等。这些并存的疾病在痛风患者的死亡原因中占有一定的比例。因此，除积极治疗痛风外，应高度重视对这些并存疾病的防治，这可使痛风患者的死亡率大大降低。在年龄较大的痛风患者（尤其是 55 岁以上）中，其死亡的主要原因是上述心血管疾病，而不是肾脏病变。所以，积极防治心血管疾病显得尤为重要。

16. 如何早期发现痛风

早期发现痛风最简单而有效的方法就是检测血尿酸浓度。对人群进行大规模的血尿酸普查可及时发现高尿酸血症，这对早期发现及早期防治痛风有十分重要的意义。在目前尚无条件进行大规模血尿酸检测的情况下，至少应对下列人员进行血尿酸的常规检测：

（1）60 岁以上的老年人，无论男、女及是否肥胖。

（2）肥胖的中年男性及绝经期后的女性。

（3）高血压、动脉硬化、冠心病、脑血管病患者。

（4）糖尿病（主要是 2 型糖尿病）患者。

（5）原因未明的关节炎，尤其是中年以上的患者，以单关节炎发作为特征。

（6）肾结石，尤其是多发性肾结石及双侧肾结石患者。

（7）有痛风家族史的成员。

（8）长期嗜好肉类，并有饮酒习惯的中年以上的人。

凡属以上所列情况中任何一项的人，均应主动去医院做有关痛风的实验室检查，不要等到已出现典型的临床症状（如皮下痛风结石）后才去求医。如果首次检查血尿酸正常，也不能轻易排除痛风及高尿酸血症的可能性，以后应定期复查，至少应每年健康检查 1 次。这样，可使痛风的

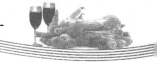

早期发现率大大提高。为了提高检测准确率,在血尿酸检测时需注意以下几点:①应在清晨空腹抽血,进餐尤其是高嘌呤饮食可使血尿酸偏高。②在抽血前1周,停服影响尿酸排泄的药物。③抽血前避免剧烈运动,因剧烈运动可使血尿酸增高。④由于血尿酸有时呈波动性,一次检测正常不能排除高尿酸血症,应多查几次才可靠。

有时痛风发作时血尿酸不一定会升高,相反伴有血尿酸升高的关节炎也不是百分之百可诊断为痛风。但只要提高警惕,想到有痛风的可能性,就能做到早期诊断,误诊的可能性就很小了。

17. 痛风是不是终身性疾病

痛风和糖尿病一样,是终身性疾病,也就是说,这种疾病不能根治,但一般很少住院治疗,通常进行门诊治疗。就是说患者的自我保养极其重要。病史长达几十年以上的痛风患者是很常见的。痛风虽然是无法根治的代谢病,但它的特点是呈间歇性发作。间歇期越长(有的可长达10年以上),对身体的损害就越小。反之,间歇期越短(有的在1个月内发作数次),发作越频繁,对身体的损害就越大。

痛风无法根治并不可怕,关键是如何坚持不懈地进行自我保养,辅以合理的药物治疗,使血尿酸保持在正常范围并将发作次数减少到最低限度,就可以带病延年,享受和正常人一样的优质生活。通常,痛风患者至少每月到医院门诊1次,向医生汇报饮食、运动、用药及症状等情况,医生对其进行心率、脉搏、体重、血压等基本检查。实验室检查项目包括血尿酸,尿常规(蛋白、糖、沉渣),血脂,肾功能,肝功能,血常规,血糖等,每1~3个月要检验1次。心电图、X线摄片、泌尿系超声等检查每年1~3次。患病数十载,步入古稀之年的痛风老年患者并非少见。

18. 判断痛风治疗是否有效的指标有哪些

经过积极的综合治疗,如能达到以下指标,说明治疗效果良好。

(1)痛风性关节炎不再发作,关节功能及形态均保持正常。

(2)无痛风石和泌尿系统结石。

(3)常见并发症(高血压、高血脂、肥胖、糖尿病、动脉硬化和冠心病)

能得到有效控制。

（4）血尿酸长期稳定在正常范围（最好在 360 微摩/升以下），尿常规和肾功能正常，关节 X 线检查正常。

19. 痛风的预后如何

痛风是一种终身性疾病，无肾功能损害或关节畸形者经有效治疗一般都能维持正常生活和工作，更不会影响寿命。但如果治疗不当，急性关节炎的反复发作可引起较大痛苦。有关节畸形和肾石病者则生活质量会受到一定的影响。肾功能损害严重者，预后较差。

目前，所有治疗均为对症疗法。未经治疗的痛风性关节炎，其严重程度和发展的速度亦有很大差别。有些患者一生只有几次发作，然而大多数如不治疗，会随着发作的反复、频度和程度呈渐进性加重。有人统计痛风患者的寿命较常人短 5 年，但这完全与个体的情况和治疗的效果有关系。当关节软骨消失，软骨下骨质侵蚀和关节周围组织浸润，造成渐进性病残时，少数重症者在几年之内，即可产生巨大的痛风石和关节的严重破坏。影响大多数患者生命的是并发症存在与否。这些因素大致有：①发病年龄越年轻者，病情越重。②有阳性家族史者，病情较重。③病程越长，渐进性损害越重。④复发频率高，病情进展快者。⑤痛风结节较多者预后欠佳。⑥痛风并发有高血压病，冠心病及肾病者，病情较重。⑦饮食控制与否，特别是在间歇期。⑧治疗措施，病情控制如何，特别是急性期控制是否迅速，间歇期是否坚持治疗，与预后均有密切关系。

20. 痛风有何临床表现

痛风主要临床特征是痛风性关节炎、痛风性肾病、痛风石和肾结石形成，且常合并肥胖、高血压病、高脂血症、糖尿病、动脉硬化、冠心病、脑血管疾病等。

（1）关节炎发作：痛风的初发部位大约 70% 都发作在蹈趾的根部。此外，还有脚、膝、手指、手肘等。如果长期放任不管，不去治疗，肿胀的范围及关节数目则会逐渐扩展。一旦发作，几小时内会红肿、疼痛，第二天早上甚至痛到不能行走。关节发炎导致关节内积存液体,周边也有发炎症状,与细菌所造成的化脓发炎症状非常类似。出现发炎症状部分的皮肤会发红、紧绷、肿胀、充血。

(2)发作的前兆:一旦有过发作的经验以后,痛风发作的几小时前或一天前,要发作的部位就有不舒服的感觉,或是钝痛、沉痛感,或发烫的感觉。这些都称为"痛风发作的前兆"。一旦对这些前兆放任不管,就会急速地出现典型的痛风发作现象。痛风发作的前兆为轻微的食欲缺乏、恶心、局部僵硬等。此外,有时并非发生在跶趾,而是在大的关节处,如膝等部位。年轻人有时还会伴随发热的现象,不过大多为轻微的发热而已。出现发热等严重的现象时,做血液检查将会发现血沉值增高、CRP呈阳性、白细胞增加等异常的现象。

(3)慢性关节炎:痛风不治疗而放任不管,结果关节炎急性发作无法痊愈,而下一次的发作又陆陆续续地出现。换言之,即会持续出现慢性关节炎,而无症状的时期变得非常短暂,甚至还会出现急性恶化的现象。从刚开始发作到变成慢性期为止,平均约 12 年。此外,这个时期不只是关节,心脏、肾脏、脑部、皮肤等组织内也都会有尿酸结晶的沉着。眼睛可见之处,如耳朵等部位形成痛风结节,由于不断进行骨和关节的破坏,因此关节变形、脱臼、功能减退,对日常生活运作造成障碍。这些只要做X线片检查就可一目了然了,骨头出现好像被老鼠咬过的痕迹,再继续发展时,整个骨头都会被溶解掉。尿酸会沉着于肾脏,造成肾功能障碍,到了末期时,也有因尿毒症而死亡的例子。

(4)痛风结节。

(5)痛风性肾病。

痛风性肾脏损害的 3 个阶段,中医分为相应的 3 种证型:初期,痰湿阻络,痹阻关节,以关节症状为主,间有蛋白尿、血尿,肾功能损害属早期。中期,脾肾亏虚,水湿不化,可无明显胃肠道症状,关节炎间有发作,肾衰竭属中期。晚期,脾肾虚衰,湿浊滞留,出现少尿、恶心呕吐等末期尿毒症证候。

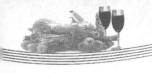

21. 急性痛风性关节炎有何临床表现

急性痛风性关节炎是由于尿酸钠盐结晶沉积在关节及周围组织内而引起急性无菌性炎症反应。该病四季均可发病,但以春、秋季节和季节更替时为多,且与饮食有关。其表现为急性单关节炎,是痛风首发症状。

(1)全身症状:急性发作时常伴有发热,全身不适,头痛乏力,食欲下降,多尿症状,发热多在38℃以下,少数可有畏寒,体温上升至39℃左右。

(2)局部关节症状:起病急骤,常出现在夜间或凌晨,因突然出现的关节疼痛而惊醒,疼痛较剧烈,呈刀割样或咬噬样剧痛,并持续呈进行性加重,一般在24～48小时达到高峰。患者表情痛苦,疼痛难忍,受累关节局部皮肤发红、发热,触痛明显,伴有关节活动障碍,似急性微生物感染。首次发作的急性痛风性关节炎多于数天或数周后自行缓解,85％～95％为急性痛风关节炎单个性关节首次发作,而多关节者较少见。最好发的部位是足部第一跖趾关节。急性痛风性关节炎也可发生在其他跖趾关节,踝、膝、手、腕、肘等关节。大关节受累时可有关节渗液,一般发作持续数天或数周,可自行缓解或消退,关节活动功能逐渐恢复。但在青少年和遗传缺陷者可持续几个月。炎症消退后,局部皮肤呈暗红色,皱缩,除了有小片脱屑和轻度瘙痒外,一般不留明显痕迹,几个月后可完全恢复正常。

急性期症状缓解后即可进入无症状期,又称痛风间歇期,进入间歇期后可因饮食不当、饮酒、劳累、外伤或行走过多而诱发。大多数患者发作次数会越来越频繁,受累关节也多,最后转入慢性,发生关节畸形和活动障碍等。

22. 慢性痛风性关节炎有何临床表现

痛风性关节炎多次发作后,尿酸钠盐沿软骨面、滑囊周围、筋膜表面及皮下结缔组织等处沉积形成痛风结节,即为痛风石。痛风石可引起慢性炎症反应,故此时称之为慢性关节炎期和慢性痛风石期。表现为多个关节受累。痛风石由软变硬,从少到多,由小变大,并引起关节结构及周

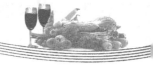

围组织破坏,关节肿胀,骨质缺损,骨边缘增生,关节周围纤维化,最终导致关节肥大、脱位、僵硬、畸形、活动受限和功能丧失。此期常可并发肾结石和痛风性肾病,甚至肾衰竭。

23. 急性梗阻性肾病有何临床表现

急性梗阻性肾病较少见,是由于短期内血尿酸和尿中尿酸明显增高所致。肾排泄尿酸突然增多,使大量尿酸结晶迅速析出,急骤地沉积于远端肾小管及集合管,使肾小管、集合管阻塞导致少尿或尿闭,出现急性肾衰竭。与其他病因所致的急性肾功能衰竭鉴别要点是:①有导致血尿酸和尿尿酸急骤升高的原因。②患者尿中有大量尿酸盐结晶。③24小时尿尿酸与尿肌酐比值＞1。

24. 尿酸性泌尿系结石有何临床表现

痛风患者的肾结石发病率要比普通人高1 000倍。肾结石的症状是由于结石对泌尿系局部刺激、泌尿系梗阻和感染所引起的,其症状依结石的大小、形状、部位及有无感染等并发症而异。

(1)疼痛:可以没有任何症状,但约有50%患者有腰及上腹部间歇发作性疼痛的病史。这是由于结石移动进入肾盂输尿管连接处或输尿管时,引起输尿管剧烈蠕动,促使结石排出而出现绞痛和血尿。疼痛位于患侧腰部肾区,并向同侧腹股沟、睾丸或大阴唇放射。绞痛发作时尿量可减少,可伴有尿频、尿急及尿痛的膀胱刺激症状。有的患者疼痛可反复发作。

(2)血尿:血尿可出现于体力活动如运动、骑车、劳动后。可伴有疼痛,偶见无痛血尿者。一般为镜下血尿,多在尿道有刺痛或堵塞感而就诊时发现。

(3)感染:不少病例因尿流不畅并发泌尿系感染,表现为发热、膀胱刺激症状;也可继发肾盂肾炎。偶可发生急性肾衰竭。巨大结石可引起肾盂肾盏变形和肾盂积水。

(4)梗阻:不少肾结石患者尿中常常有鱼子样红褐色结石排出,也可有沙砾样大小不等、色泽不一的结石。有的患者甚至每天都有排石现象,并可引起泌尿系梗阻出现排尿困难,尿流中断,甚至尿闭,可伴有不同程度的腹肌紧张,反跳痛及肾区叩击痛。膀胱及尿道结石,可因结石阻塞尿道及对膀胱黏膜的刺激而出现尿潴留、排尿中断、尿频、排尿不畅等症状。如合并有泌尿系感染,则泌尿系刺激症状更为明显。尿检查可发现多量脓细胞,尿培养可有致病细菌生长。当结石梗阻造成肾盂及输尿管积水时,如积水为轻度,可无临床症状,如积水量大,则患者有腰酸、肾区作胀等感觉。双侧大量肾盂积水可导致肾功能减退。双侧多发性肾结石也可影响肾功能,严重时则可引起氮质血症和尿毒症。但痛风患者单纯由于泌尿系结石引起肾衰竭和尿毒症者极少见,其中大多数归因于痛风性肾病。

25. 痛风石有何临床表现

痛风结节的沉积过程是隐袭发展的,痛风结节本身并无疼痛,所以应注意仔细检查。如前所述,痛风结节一般发生在慢性痛风性关节炎病例中。痛风结节一般质地较硬,状似圆形石子,故常称之为痛风石。有慢性痛风石形成者,一般为痛风的中晚期。随着尿酸盐结晶的不断沉积,痛风石数量可逐渐增多。痛风石小的只有数毫米,如沙粒,称痛风沙粒。随着病情的进展,痛风石可逐渐增大,可如鸡蛋或有更大的痛风结节累积赘生,数目可从最初 1~2 个增加到十几个以上,并累及多个部位。

痛风石是由于人体血液中的尿酸浓度太高,尿酸在超饱和状态下以结晶的形式沉积于软骨、滑膜、肌腱、关节或关节周围的皮下软组织中,形成的黄白色结节。痛风石的出现增加了尿酸盐池。痛风石对其周围组织有刺激作用,可引起局部皮肤及皮下组织的慢性炎症和结缔组织增生,软骨和软骨下骨质侵蚀缺损,呈"凿孔"样损害,严重者会引起骨折和关节脱位。痛风石不断引起关节结构(如软骨、软骨下骨质及关节周围软组织)的破坏和纤维化,最后可能导致关节畸形,影响外表及功能。

如果不能有效地控制高尿酸血症,50%~60% 的痛风患者将发生明显的痛风石和永久性的关节畸变。痛风石的发生与血液中的尿酸浓度、痛风性关节炎发作次数、肾脏损害程度和痛风病程长短有关。有学者统计,如果不治疗,出现痛风石的概率:5 年后约为 30%,10 年后约为 50%,

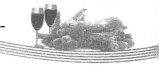

20 年后为 70％以上。而在 2 年内极少发生痛风石。血尿酸长期在 535.32 微摩/升以上时,50％有痛风石。

痛风石可见于任何关节软骨(透明软骨或纤维软骨)、滑膜、腱鞘及其周围软组织。通常是多关节分布,好发于关节远端。有学者认为痛风石除中枢神经系统外,身体任何组织都可能有尿酸盐结晶沉淀。

痛风石是痛风的特征性改变,长期存在高尿酸血症是形成痛风石的条件。血尿酸越高,高尿酸血症持续时间越长,越易发生痛风石。反之,痛风石越多、越大,表明高尿酸血症未得到很好控制,即病情越重。有些患者,病程虽已很长,但治疗后血尿酸长期保持在正常范围内,就很少发生痛风石。所以,痛风石的发生,痛风石的数量与大小,是临床判断病情轻重和治疗是否满意的一个有效的直观指标。

26. 痛风初次发作有何临床表现

痛风初次发作也可能不是以痛风性关节炎起病,而表现为肾结石起病,这种情况占 10％～15％,即尿酸肾结石症状出现在关节炎之前,可有腰痛、血尿等,很容易误诊或漏诊。还有一些病例出现的情况可能比较特殊,如以肾衰竭发病,此时与肾科疾病所致的肾衰竭较难鉴别。

典型的初次发作部位:①下肢关节。身体任何一个关节均有累及的可能,但 83％的患者首次急性痛风性关节炎都发生在下肢关节,尤其是下肢的远端。②第一跖趾关节。大约 90％的患者都有足痛风的经历。其中第一跖趾关节(即跗趾和足背间的关节)是痛风最常发作的关节部位,有 50％～70％的患者初次发作部位在单侧第一跖趾关节。③其他关节。痛风关节炎也可发生于足背、足踝、膝关节、腕、肘关节,偶尔手部指关节也会发作。肩、髋、胸锁、骶髂、下颌关节和脊柱较少累及。④累及的关节数。90％以上患者最初通常一次只累及一个关节,少数会波及数个关节。反复发作后,累及的关节逐渐增多,一次发作可累及多个关节,而且不易缓解。所以,痛风早期治疗,是防止再次发作的关键。

27. 痛风性肾病有哪些临床表现

痛风性肾病的进展极为缓慢,不少患者病程可长达十几年甚至几十年而无临床症状,直至在死于其他原因后,做尸体解剖才发现有痛风性肾病。而有些患者较早出现痛风性肾病的典型临床症状,所以在临床表现上个体差异较大。痛风性肾病的临床表现主要取决于肾小球及肾小管功能的受损程度,也就是肾功能状态。根据肾功能受损的不同阶段,可将其临床表现归纳为以下几个不同的发展时期。

(1)无任何临床表现的痛风性肾病:这类患者痛风一般都比较轻,平时也很少有痛风性关节炎发作。没有肾脏病的临床症状,尿常规检查正常,各项肾功能检查也在正常范围内。所以,临床上无法证实有痛风性肾病,只有做肾穿刺活检进行病理检查才可确立诊断。

(2)早期痛风性肾病:一般也不会有明显的临床症状,大多是在做尿常规检查时发现微量蛋白尿,而且呈间歇性特点。提示有早期痛风性肾病存在之敏感性检验指标是血与尿中的 β_2-球蛋白测定和尿中微量白蛋白测定。早期痛风性肾病当尿常规不能发现蛋白尿时,尿中白蛋白与 β_2-球蛋白即见增加,表明有早期的肾小球与肾小管功能受损。部分患者可出现夜尿增多、尿比重低等提示肾小管功能异常的临床表现。

(3)中期痛风性肾病:进入此期的患者尿常规检查已有明显改变,蛋白尿变为持续性,尚可发现红细胞或管型。患者可出现轻度水肿及低蛋白血症。部分患者可有血压高、腰酸、乏力、头晕、头痛等症状。如果做有关的肾功能检查(肌酐清除率、酚红排泄试验、肾小球滤过率测定等),则可发现有轻至中度肾功能减退,但血中尿素氮与肌酐尚不会有明显升高。

(4)晚期痛风性肾病:水肿、高血压、低蛋白血症等更加明显,并可出现贫血。最突出的表现是肾功能不全的加重,尿量逐渐减少,尿素氮、肌酐进行性升高,出现明显的氮质血症。最后发展为尿毒症、肾衰竭,只能依靠人工肾维持生命。

28. 老年急性痛风的临床表现有什么特点

急性痛风性关节炎是老年急性痛风的主要临床表现,常累及足部第一跖趾关节及踝关节,50%累及 2 个或 2 个以上关节。大部分老年患者以急性痛风性关节炎起病,表现为单关节红、肿、热、痛,夜间疼痛加剧,

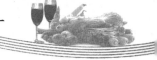

用阿司匹林类药物的疗效不如秋水仙碱好。可同时伴有体温升高、血白细胞计数升高。

（1）出现痛风前期症状，表现为游走性关节刺痛、低热、乏力、皮肤潮红、瘙痒等。

（2）有些老年人的痛阈值升高，致关节疼痛感觉减轻，此时易被误诊为其他类型的关节炎。

（3）老年人可因动脉硬化而导致肢端血供不畅，痛风性关节炎此时会表现为胫骨下端或踝内外持续红肿。如继发感染，则易形成慢性溃疡，应注意与慢性骨髓炎、丹毒等相鉴别。

（4）持续高尿酸血症会形成肾结石，老年人易发生泌尿系感染，更易形成肾结石。

（5）正常人40岁以后血尿酸升高，50岁可达生理性峰值。老年人可因偶然高蛋白饮食而造成一过性高尿酸血症，故不能只依据一次血尿酸检验值升高就轻率诊断痛风。相反，无痛风病史而接受化疗的患者也会发生急性尿酸性肾病。

（6）老年初发的痛风绝大部分继发于高血压、动脉硬化、糖尿病、风湿性疾病等对肾小管的损伤，故不能忽视对原发病的诊治。

29. 老年慢性痛风的临床表现有什么特点

少数老年患者属慢性痛风，痛风石是慢性痛风的特征性改变，可发生于除中枢神经系统以外的任何部位。此期老年患者有如下特点。

（1）第一跖趾关节最易受累，局部严重变形，影响走路，甚至需要穿特制鞋。

（2）个别患者可因痛风石溃破，不断流出乳白色混悬物并形成窦道，容易被误诊为骨髓炎、关节结核。

（3）患者较少有强烈的关节剧痛，以钝痛的慢性关节炎较多见，易与常见的骨关节炎混淆。必要时可经关节腔抽液检出尿酸盐结晶来确诊。

（4）有关节痛风石者多数合并有肾结石，会出现程度不等的肾功能不全。

（5）常有不规则的急性痛风发作。如果表现为大关节炎性积液，在抽出液中仍可查到尿酸钠结晶。

（6）老年慢性痛风主要是多基因遗传性肾脏排泄尿酸障碍，其次是多基因遗传性尿酸产生过多。这类患者往往有较长病史。

（7）继发性痛风（可继发于血液病）较多，且较多累及踝关节及第一跖趾关节以外的足关节。

老年人痛风性关节炎与非老年人比较无特异性，但老年人患痛风性关节炎与老年人常见的退行性骨关节炎难以鉴别，在趾间产生的骨关节炎也可在关节周围形成结节，称为 Hebenden 结节，很像痛风石，两者区分就更加困难。最好的鉴别是前者血尿酸升高，而后者血中尿酸一般并不升高。

30. 如何诊断痛风

痛风的诊断可以通过关节穿刺和滑膜液结晶物的分析来确定。一般也可以根据症状史、第一跖趾关节这一特征性部位，以及经常多关节发病的特点，结合血尿酸水平的升高而做出诊断。如果不能明确诊断，或者临床表现为膝、踝或腕关节的单关节受累，则应行关节穿刺以除外感染。

痛风的诊断要点：

（1）本病发病年龄多为 30～40 岁，男女比例为 20：1。

（2）不少患者有阳性家族史，病程漫长达 1～20 年。

（3）好发于踇趾关节，其次累及指、趾关节和腕、踝、膝、肘关节。初期多为单个关节发炎。

（4）起病急骤，多于夜间痛醒，受累关节红、肿、热、痛，伴有发热。年轻患者多发生游走性多关节炎。

（5）慢性期，关节肿大、肥厚、畸形、僵硬，有大痛风石时关节常溃烂，由伤口排出尿酸盐结晶，耳垂、耳轮也有痛风石。部分病例可并发肾结石和肾功能障碍。

（6）实验室检查显示血液尿酸高。

（7）X 线片检查，早期急性关节炎时，仅受累关节周围软组织肿胀。反复发作时，可在软组织内出现不规则团块状致密影，即痛风结节。在痛风结节内可有钙化影,称为痛风石。由于痛风石在软骨的沉积,可造成软骨破坏和关节间隙狭窄,关节面不规则。病程较长者,在关节边缘可见偏心性半圆形骨质破坏,较小的似虫噬状,随着病情进展,逐渐向中心扩展,形成穿凿样缺损。

31. 美国风湿病协会诊断痛风标准

(1)滑囊液中查见特异性尿酸盐结晶。

(2)痛风石经化学方法或偏振光显微镜检查,证实含有尿酸钠结晶。

(3)具备下列临床表现、实验室检查和 X 线征象 12 项中的 6 项者:

1)1 次以上的急性关节炎发作。

2)炎症表现在 1 日内达到高峰。

3)单关节炎发作。

4)患病关节皮肤呈暗红色。

5)第一跖趾关节疼痛或肿胀。

6)单侧发作累及第一跖趾关节。

7)单侧发作累及跗骨关节。

8)有可疑的痛风石。

9)高尿酸血症。

10)X 线显示关节非对称性肿胀。

11)X 线摄片显示皮质下囊肿不伴骨质侵蚀。

12)关节炎症发作期间关节液微生物培养阴性。

32. 痛风的中医诊断标准

痛风的中医诊断标准,主要采用国家中医药管理局发布的《中医病证诊断疗效标准》中的"痛风的诊断依据、证候分类、疗效评定"标准。

(1)诊断依据:①多以单个趾关节,卒然红肿疼痛,逐渐痛剧如虎咬,昼轻夜甚,反复发作。可伴发热、头痛等症。②多见于中老年男子,可有痛风家族史。常因劳累、暴饮暴食、吃含高嘌呤饮食、饮酒及外感风寒等诱发。③初起可单关节发病,以第一趾关节为多见。继则足踝、跟、手指和其他小关节,出现红、肿、热、痛,甚则关节腔可有渗液。反复发作后,

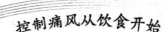

可伴有关节周围及耳廓、耳轮和趾、指骨间出现"块"(痛风石)。④血尿酸、尿尿酸增高。发作期白细胞总数可升高。⑤必要时做肾B超扫描、尿常规、肾功能等检查,以了解痛风后肾病变情况。X线摄片检查可示软骨缘邻近关节的骨质有不整齐的穿凿样圆形缺损。

(2)中医证候分类:①湿热蕴结。下肢小关节卒然红肿疼痛,拒按,触之局部灼热,得凉则舒,伴有发热口渴、心烦不安、尿黄,舌红,苔黄腻,脉滑数。②瘀热阻滞。关节红肿刺痛,局部肿胀变形,曲伸不利,肌肤色紫暗,按之稍硬,病灶周围或有块垒硬结,肌肤干燥,皮色暗鬐,舌质紫暗或有瘀斑,苔薄黄,脉细涩或沉弦。③痰浊阻滞。关节肿胀,甚则关节周围水肿,局部酸麻疼痛,或见块垒硬结不红,伴有目眩,面浮足肿,胸脘痞满,舌胖质紫暗,苔白腻,脉弦或弦滑。④肝肾阴虚。病久屡发,关节痛如虎咬,局部关节变形,昼轻夜甚,肌肤麻木不仁,步履艰难,筋脉拘急,屈伸不利,头晕耳鸣,颧红口干,舌质红,少苔,脉弦细或细数。

(3)中医疗效评定:①治愈。症状消失,实验室检查正常。②好转。关节肿胀消退,疼痛缓解,实验室检查有所改善。③未愈。症状及实验室检查无变化。

在临床实践中,无论是医生或患者,对上列的诊断标准不要生搬硬套。在一些不典型或者早期的痛风患者,可能缺乏上述典型诊断依据,而仅表现为轻微的关节痛,甚至血尿酸升高也不明显。这时就应当将其作为随访观察对象,定期复查,而不应轻易否定诊断。

33. 痛风要与哪些疾病鉴别诊断

(1)类风湿关节炎:常发生在手指、足趾等小关节,发作时也以疼痛、肿胀、活动障碍等症状为主,病程较久者也会造成关节畸形与破坏,在急性发作期间又可伴有发热、全身不适等症状,所以容易与痛风性关节炎,尤其是慢性痛风性关节炎相混淆,临床造成误诊的情况时有发生。因此,患者对这两种不同性质的关节炎各自的特点与区别,应有一个概括的了解。类风湿关节炎的主要临床表现是以慢性对称性多个关节炎为主要特征的一种全身疾病,目前对其病因尚不完全清楚,但一般认为与自身免疫异常有关。类风湿关节炎多见于30岁以上的女性。关节的基本病变是滑膜炎,由急性多次反复发作后逐渐转为慢性。关节腔受到破坏、关节面被侵蚀、发生关节纤维化和强直、错位,甚至骨化,是病变的最后结果,可使关节的功能受到严重影响,并影响到生活质量。类风湿关节炎大多数为对称性的多关节炎,受累的关节以双手掌指关节及指关节为最多见。关节疼痛、肿胀,但表皮极少发红。关节僵硬以早晨起床后为最明显,俗称为"晨僵"。病程较长者,指间关节可呈现梭形肿胀。慢性后期的患者,关节周围肌肉出现萎缩,关节发生畸形,尤其是手指变成屈曲状,严重影响手的功能,甚至日常生活不能自理。在类风湿关节炎患者的关节周围,尤其是关节隆突部位及经常受压处(如肘关节的鹰嘴突)可出现类风湿结节,但这种结节性质与痛风结节完全不同。它在经过正规的治疗后可完全消失。在实验室检查方面,类风湿关节炎患者的血液中类风湿因子为阳性,血液免疫学检查也可出现种种不正常,如血补体 C_3 可降低、冷球蛋白可升高,血浆蛋白电泳早期 α_2 增加,慢性期 γ 球蛋白可升高。血尿酸及 24 小时尿中尿酸测定则正常。用秋水仙碱治疗痛风性关节炎发作有明显的效果,而该药对类风湿关节炎则无效。此外,类风湿关节炎还会有关节外的一些表现,如风湿性血管炎、心包炎、胸膜炎等,但很少会引起肾脏损伤。

(2)风湿性关节炎:风湿性关节炎的致病原因是感染溶血性链球菌后,可引起全身变态反应性结缔组织病,主要为关节炎及心脏损害,如风湿性心肌炎、风湿性心脏瓣膜病等。风湿性关节炎主要见于青年人和少年,中年以上的人极少患风湿性关节炎。有人把关节长期负荷过重、受寒、疲劳引起的关节痛称之为风湿性关节炎是不正确的。这种关节痛往往是由于关节慢性劳损或关节周围的韧带、肌腱等组织发生了退行性变化而引起,通过休息或推拿按摩往往可以缓解。风湿性关节炎发作期的特点是多发性的大关节红、肿、热、痛,主要侵犯膝关节、髋关节、肘及踝关节等部位。关节炎往往具有游走性发作的特点,这是和痛风性关节炎完全不同之处。风湿性关节炎血尿酸检查正常,血沉往往加快,抗链"O"常常会升高。风湿性关节炎用秋水仙碱治疗无效,如果用阿司匹林、糖皮质激素(如泼尼松)及青霉素治疗,常常有明显效果;而痛风用秋水仙碱治疗则有明显的效果。风湿性关节炎发作期一般比较长,可持续 1 个

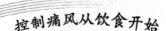

月左右,甚至更长时间;而痛风性关节炎发作一般持续1周左右,有的则只持续4～5日。仅有极少数的痛风性关节炎急性发作可持续1个月以上。

(3)假性痛风:假性痛风指的是焦磷酸钙双水化物结晶沉着于关节软骨所致的疾病,又可称焦磷酸钙双水化物沉积症或软骨钙化症,是由焦磷酸钙双水化物结晶诱发的滑膜炎。男女发病率相似,40岁以下发病者少见,但在老年人中,年龄愈大患病率愈高,从放射学软骨钙化看,65～74岁阳性者占15%,84岁以上者可高达44%。假性痛风一般可分为4类:①家族性。②散发性(原因不明性)。③继发于其他代谢疾病,如甲状旁腺功能亢进症、痛风、肝豆状核变性等。④创伤或外科手术后。与痛风不同,假性痛风与无机焦磷酸盐的产生和排泄无明显关联。假性痛风的急性发作多是在结晶由软骨脱落至滑囊后,而促使脱落的因素可能又有很多,如创伤、甲状旁腺手术后,并发另一急性炎性关节炎等。此病急性发作时突然起病,关节呈红、肿、热、痛的表现,关节腔内常有积液。最多发生于膝关节及其他常见的髋、踝、肩、肘、腕等大关节,偶尔累及指、趾关节,但很少像痛风那样侵犯大踇趾。常为单个关节急性发作。手术和外伤可诱发。慢性的可侵犯多关节,呈对称性,进展缓慢,与骨关节炎相似。假性痛风的临床表现与痛风相似,但较轻,四肢小关节较少受累,而痛风好发于四肢小关节。急性发作时血沉增快,白细胞计数增高,血尿酸值不高。关节滑液中可发现焦磷酸钙双水化物结晶。X线片上可见关节软骨呈点状和线状钙化斑。急性期应适当休息,服用布洛芬、萘丁美酮、双氯芬酸钠等非甾体类抗炎药。秋水仙碱对急性关节炎似也如痛风一样有效,但对预防发作无效。必要时,可抽取关节液,关节内注射糖皮质激素。关节破坏重,经多方治疗无效者,可考虑手术治疗,如行滑膜切除、人工关节置换。

(4)化脓性关节炎和创伤性关节炎:血尿酸不高,化脓性关节炎滑囊液内含大量白细胞,培养可得致病菌;创伤性关节炎常有较严重的受伤史,可作鉴别。

(5)蜂窝织炎:痛风急性发作时,关节周围软组织常明显红肿,若忽视关节本身症状,易误以为蜂窝织炎,后者血尿酸不高,而畏寒发热及白

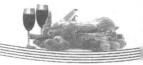

细胞增高等全身症状更突出,且关节痛往往不明显。

(6)其他:急性期须与红斑狼疮、复发性关节炎及银屑病关节炎相鉴别;慢性期则须与肥大性关节病、创伤性及化脓性关节炎的后遗症相鉴别。血尿酸检查有助于诊断。

34. 痛风患者要做哪些实验室检查

(1)尿液检查:正常人经过 5 天的限制嘌呤饮食后,24 小时尿的尿酸排泄量一般不超过 3.57 毫摩(600 毫克)。由于急性发作期尿酸盐与炎症的利尿作用,使患者的尿酸排泄增多,因而此项检查对痛风的诊断意义不大。但 24 小时尿尿酸排泄增多有助于痛风性肾病与慢性肾小球肾炎所致肾衰竭之间的鉴别。有尿酸性结石形成时,尿中可出现红细胞和尿酸盐结晶。尿酸盐结晶阻塞尿路引起急性肾衰竭时,24 小时尿尿酸/肌酐常>1.0。痛风患者尿常规检查主要是观察尿酸碱度(pH 值),当尿液 pH 值小于 6.0 时,则说明患者的尿液呈酸性,不利于尿酸的排泄,需服用小苏打片等碱化尿液的药物,也可服用碱化尿液的中药。此外,还可多用一些碱性食物及饮料。自我监测尿酸碱度时应注意某些影响因素。若饮食中含有较多的果糖、乳糖、半乳糖、维生素 C、对氨基水杨酸、异烟肼、磺胺类、四环素、阿托品、吗啡等,均可影响尿液的酸碱度。

(2)血液检查

①血尿酸测定。血尿酸的测定是痛风患者的重要临床生化检查项目,主要表现是血尿酸升高。血液中 98% 的尿酸以钠盐形式存在,在体温 37℃,pH 值 7.4 的生理条件下,尿酸盐溶解度约为 64 毫克/升,加之尿酸盐与血浆蛋白结合约为 4 毫克/升,血液中尿酸盐饱和度约为 70 毫克/升。因此,血尿酸>416 微摩/升时,为高尿酸血症。由于血尿酸受多种因素影响,应反复测定。当血尿酸持续高浓度或急剧波动时,呈饱和状态的血尿酸会结晶沉积在组织中,引起痛风的症状和体征。此外,影响尿酸溶解度的因素,诸如雌激素水平下降、尿酸与血浆蛋白结合减少、局部温度和 pH 值降低等,也可促使尿酸盐析出。因此,高尿酸血症为痛风发生的最重要生化基础。然而在血尿酸持续增高者中,仅有 10% 左右罹患痛风,其余大多为无症状性高尿酸血症。而少部分痛风患者在急性

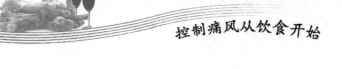

关节炎发作期血尿酸可在正常范围。这些说明痛风发病原因较为复杂，也说明高尿酸血症与痛风应该加以区别。血尿酸升高有时呈间歇性和波动性，有些痛风患者在一次关节炎发作期间，测定几次血尿酸结果可不相同，有的升高，有的则正常；还有些患者在某一次发作时血尿酸值不升高，但在下一次发作时血尿酸值却明显高于正常。所以，对血尿酸测定为正常的患者不宜立即否定痛风性关节炎之诊断，应强调多次反复检测。

②酶活性测定。有条件者，可测定患者红细胞中的磷酸核糖焦磷酸盐（PRPP）合成酶、磷酸核糖焦磷酸酰胺转移酶（PRPPAT）、次黄嘌呤磷酸核糖基转移酶（HPRT）及黄嘌呤氧化酶的活性，这将有助于酶缺陷部位的确定。

③血常规。痛风患者在关节炎急性发作期，尤其是伴有畏寒、发热者，外周血白细胞计数升高，通常可升至 $(10\sim15)\times10^9$/升；个别可高达 20×10^9/升或以上，中性粒细胞亦升高。但关节炎发作较轻的病例及间歇期患者白细胞计数及分类可正常。痛风患者红细胞及血红蛋白大多正常，当出现痛风性肾脏病变，尤其是肾功能减退时，红细胞及血红蛋白可减少，提示有贫血之改变。

④红细胞沉降率（血沉）。痛风性关节炎发作较轻及痛风间歇期，患者的红细胞沉降率大多正常，而痛风性肾病患者特别是出现肾功能减退的患者，血沉可增快，最高可达 60 毫米/小时以上。

⑤血脂及载脂蛋白。血脂异常在痛风及高尿酸血症患者中十分常见，主要是三酰甘油、胆固醇、低密度及极低密度脂蛋白胆固醇、载脂蛋白 B 等升高，而高密度脂蛋白胆固醇降低。其中，以高三酰甘油血症最常见，发生率为 40%～70%；高胆固醇血症约为 20%；高密度脂蛋白胆固醇降低的检出率在 30%～40%。以上这些血脂异常改变在伴有肥胖、高血压、糖耐量降低或糖尿病及嗜烟酒的痛风患者和高尿酸血症患者中发生率更高。但即使体重正常或偏低，血压及葡萄糖耐量试验正常、无烟酒嗜好的高尿酸血症及痛风患者，血脂异常也较一般人群高，这进一步论证了痛风的遗传缺陷可引起血尿酸及脂代谢异常。

⑥肝功能。痛风与高尿酸血症患者合并肝大的发生率较高，可超过

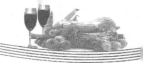

50％,肝功能异常发生率可高达70％。以丙氨酸氨基转移酶及天冬氨酸氨基转移酶升高最常见,乳酸脱氢酶及γ-谷氨酸转肽酶亦可轻度或中度升高,但胆红素和黄疸指数升高者不多见。痛风肝损害的原因主要是脂肪肝,其他引起肝损害的原因可能为合并有胆囊炎、胆石症、饮酒引起的酒精性肝病及抗痛风药物,如秋水仙碱、别嘌醇、苯溴马隆等。

⑦肾功能。单纯性高尿酸血症及无肾脏损害的痛风患者,肾功能检查可无异常;部分痛风患者在发作期可出现一过性蛋白尿及尿素氮、肌酐暂时性升高,发作缓解后则可恢复正常。痛风及高尿酸血症早期,肾髓质损害要早于肾皮质,故肾小管功能检查异常先于肾小球滤过率下降,而浓缩稀释功能下降可为尿酸性肾病的最早信号。继之可出现肾小球滤过率及内生肌酐清除率轻度下降,尿白蛋白及 β_2 微球蛋白(β_2-MG)测定可能有轻度升高。随着病程延长及病情进展,肾功能可逐渐减退而出现尿素氮、肌酐明显升高,最后可导致尿毒症。关节炎发作期间可有外周血白细胞增多,血沉加快。尿酸性肾病影响肾小球滤过功能时,可出现血尿素氮和肌酐升高。

(3)关节腔滑囊液穿刺检查:通过对痛风患者关节腔穿刺术抽取滑囊液,在偏振光显微镜下可发现白细胞中有双折光的针状尿酸盐结晶。关节炎急性发作时通常有90％以上的检出率,但是用普通光学显微镜,其阳性率仅为偏振光显微镜的一半左右。一般来说,白细胞计数在$(1\sim7)\times10^9$/升,但痛风患者可达50×10^9/升,主要为分叶核粒细胞。不论患者是否接受治疗,绝大多数处于间歇期的痛风患者进行关节腔滑囊液检查,仍然可以见到尿酸盐晶体。因此,本项检查与穿刺和活检痛风石内容物,具有确诊意义,应视为痛风诊断的"金标准"。在关节炎发作期间,如果证实有关节腔或关节滑囊积液,则可进行穿刺,对抽出的液体进行实验室检查,为痛风的诊断及鉴别诊断提供直接证据。主要检查内容为:①积液外观检查。一般为半透明或微混之淡黄色至棕黄色液体。如积液为不透明混浊液体,或含有絮状物,或积液为脓性甚至血性(排除穿刺损伤因素),则应考虑化脓性、结核性、外伤性关节炎等引起的积液。②积液尿酸检测。痛风性关节炎的关节或滑囊积液中,尿酸含量明显升高,而其他性质的关节炎,如风湿性关节炎、类风湿关节炎、结核性关节炎的关节积液中,尿酸含量正常或明显低于痛风性关节炎。③积液尿酸盐结晶检查。痛风性关节炎的关节或滑囊积液中,或积液的白细胞内,可发现双折光的针状尿酸盐结晶,而其他原因引起的关节积液中则无此发现。尿酸盐结晶的发现对痛风的确诊有关键意义。积液中的蛋白含量、白细胞数目、血糖值等虽有一定变化,但无特异性的诊断价值。在行关节穿刺之前,应根据患者体检、关节X线片或超声波检查判断是否有积液存在,如不能证实有积液存在,则一般不宜做穿刺检查,以免引起关节进一步损伤或感染。如发现多个关节积液,则应选择较大的关节穿刺为宜。

(4)痛风石活检:对痛风患者表皮下痛风结节进行穿刺和活检痛风石内容物,通过偏振光显微镜亦可以发现其中有大量的尿酸盐结晶,其形态呈针状与滑膜囊液检查相同。也可通过紫尿酸氨试验、尿酶分解及紫外线分光光度计测定等方法分析活检组织中的化学成分。本项检查与关节腔液穿刺检查对痛风诊断具有确诊意义。

(5)心、脑血管功能检查:可做心电图、超声心动图、心功能测定、脑血流图等常规检查,必要时行头颅CT片或冠状动脉造影术,以确定有无冠心病、脑动脉硬化等病变。此外,眼底检查可发现有无眼底视网膜动脉硬化,亦可作为发现动脉硬化的简便方法之一。

35. 痛风患者要做哪些影像学检查

(1)X线检查:①病变关节的放射影像检查。对有痛风性关节炎反复发作的患者,应做病变关节X线摄片,以了解关节病变的程度,并为痛风的诊断提供证据。另外,利用双能X线骨密度测量仪,可早期发现受累关节的骨密度改变,并可作为痛风性关节炎诊断与病情观察的评价指标。②泌尿系统X线造影检查。可早期发现肾、输尿管及膀胱等泌尿系统结石,并可观察双肾功能状态及肾盂、输尿管外形,以确定有无肾盂积水、梗阻等。由于尿酸结石可被X线透过,故大多数痛风患者仅做腹部X线平片检查是不能发现结石影的,还必须做静脉肾盂造影检查。如果普通腹部X线平片检查已能发现结石,则表明该痛风结石除含有尿酸盐外,尚混有磷酸钙或草酸钙等,是混合性结石。此外,利用双能X线骨密

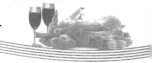

度测量仪可早期发现受累关节的骨密度改变,并可作为痛风性关节炎诊断与病情观察的评价指标。单纯的尿酸性结石可透过 X 射线,其诊断有赖于静脉肾盂造影。混有钙盐者,行腹部平片检查时可被发现。

(2)肾脏 B 超检查:可以了解有无肾结石及痛风肾的改变。

(3)CT 与 MRI 检查:沉积在关节内的痛风石,根据其灰化程度的不同,在 CT 扫描中表现为灰度不等的斑点状影像。痛风石在 MRI 检查的 T_1 和 T_2 影像中均呈低到中等密度的块状阴影,静脉注射钆可增强痛风石阴影的密度。两项检查联合进行可对多数关节内痛风石做出准确诊断。

36. 血尿酸增高就是痛风吗

一般认为,男性血尿酸值超过 0.42 毫摩/升以上,女性超过 0.357 毫摩/升以上时,称为相对性高尿酸血症。高尿酸血症的发病率因种族和地区不同而有差异,欧美地区为 2％～18％,南太平洋的土著人群则高达 64％。痛风的发病率则远低于高尿酸血症。欧美痛风的发病率占总人口的 0.13％～0.37％。

血中尿酸的增高,可以帮助痛风的诊断。但应注意到影响血尿酸增高的其他因素,如进食高热能、高嘌呤的饮食,饥饿,饮酒,应用噻嗪类及氨苯蝶啶等利尿药、小量阿司匹林药物等,都能使血中尿酸增高,故不能"一次定终身",仅因一次血尿酸值增高就戴上痛风的"帽子"。其实,即使血中尿酸增高,也可为无症状性高尿酸血症,这种情况在痛风出现以前就可以长期持续存在。有高尿酸血症者,不一定全都发展成为痛风。据研究,只有 5％～12％的高尿酸血症患者最终发展为痛风,绝大多数患者终身不发作。无痛风发作的高尿酸血症患者,是由于血中尿酸浓度不够高,高尿酸血症的持续时间都不够长,这可能是各种药物和饮食因素而造成暂时性高尿酸血症,只要除掉这些因素就可以恢复正常,但痛风患者在其病程中的某一阶段必将有高尿酸血症的存在。当然,血尿酸值越高,出现痛风症状的可能性越大。其实,有部分患者在痛风急性发作时,可能由于应激反应,内源性激素使尿酸由尿排出增多,从而使血尿酸值在正常范围内,反而在急性发作缓解后才出现血尿酸值增高。所以,测出的血尿酸应结合患者的症状、体征、X 线检查、关节滑液检查尿酸盐结晶等加以综合分析,才能做出是否为痛风的诊断。

37. 有的患者痛风发作为何血尿酸不高

痛风是机体内嘌呤代谢失调,致血尿酸增高并形成大量尿酸盐,沉积于关节、肾脏等器官,使相应器官发生病理性改变而发生的疾病,所以高尿酸血症是痛风的主要致病因素,也是痛风诊断条件之一。但有不少痛风患者发生急性关节炎时,因检测血尿酸不升高而被诊断为丹毒、风湿性关节炎、滑膜炎等疾病。为什么痛风发作时血尿酸不增高呢?

(1)摄入嘌呤量突然减少:痛风急性关节炎发作时关节肿痛非常剧烈,患者常辗转呻吟,饮食眠睡失常,可达数日。正常情况下,人体内合成尿酸的嘌呤 20% 来自饮食中,所以患者摄入嘌呤突然减少,必然使体内尿酸合成降低,所以血尿酸水平下降。

(2)患者关节的剧烈肿痛,反射性地使脑垂体大量产生促肾上腺皮质激素,血液中高浓度的促肾上腺皮质激素进一步激发肾上腺分泌过量的肾上腺皮质激素,该物质一方面可抑制关节炎症,另一方面又促使肾脏大量排出尿酸,从而使血尿酸水平迅速下降。此时多是患者的就诊时间,若正好这时查血尿酸,误诊就多。

(3)应用降尿酸药物:不少痛风患者用降尿酸药物,采用与规范治疗相反的方法,即关节炎发作间歇期不用药预防,待痛风急性发作时,为了迅速控制尿酸的浓度,加量或同时应用多种降尿酸药,这样用药后再测试,血尿酸多数能降至正常。这样用药的后果是血尿酸大幅度下降,而关节内尿酸浓度很高,由于二者尿酸浓度差异过大,尿酸快速转移刺激关节的滑膜,形成新的转移性关节炎或使原关节炎病程延长。

(4)碱性药的影响:患者为了碱化尿液,防止肾病的发生,常在急性关节炎时用些碳酸氢钠、枸橼酸钾、碱性合剂等碱性药,这些药不但能提升尿液的 pH 值,还能起到一定的排尿酸、降低血尿酸作用。

(5)促排便药的作用:秋水仙碱用于治疗痛风已有 1 000 多年的历史,至今仍不失为抑制急性痛风关节炎的良好药物。秋水仙碱治疗关节炎主要是抑制阻断关节滑膜的炎性反应过程,使关节炎在数小时内得到控制,它并不属降尿酸类药,但医生发现它确有一定降尿酸作用,这可能是通过它的毒性反应起作用的。秋水仙碱最常见的毒性作用是消化道反应,如腹泻、腹痛、恶心、呕吐等,尤其是腹泻,几乎所有足量用该药的人都有此反应,有的患者在用药后一日腹泻数次至数十次。实验证明:正常人每日有 1/4～1/3(约 200 毫克)的尿酸由肠道分泌排泄至体外。腹泻的患者,从大便中排泄尿酸的量可增加数倍,故用过秋水仙碱的人测血尿酸也可不升高。

因此,患者去医院就诊时,千万不要因血尿酸正常而轻易否定痛风的诊断。

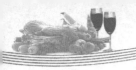

控制痛风从饮食开始

二、合理饮食防治痛风

1. 痛风患者的饮食原则是什么

（1）保持理想体重，超重或肥胖就应该减轻体重。不过，减轻体重应循序渐进，否则容易导致酮症或痛风急性发作。

（2）糖类可促进尿酸排出，患者可食用富含糖类的米饭、馒头、面食等。米面、蔬菜和水果应占总热能的 55%～60%。如此，可以减少脂肪分解产生酮体，有利于尿酸盐排泄。

（3）适量摄取蛋白质，蛋白质应占总热能的 11%～15%。蛋白质的摄取可根据体重按照比例计算，每千克体重应摄取 0.9～1 克的蛋白质，并以牛奶、鸡蛋为主。如果是瘦肉、鸡鸭肉等，应该煮沸后去汤食用，避免吃炖肉或卤肉。

（4）少吃脂肪含量高的食物，通常每日 40～50 克为宜。由于脂肪氧化产生的热能约为糖类或蛋白质的 2 倍，为降低患者体重，应该限制。因为脂肪可减少尿酸排出。

（5）大量喝水，每日应该喝水 2 000～3 000 毫升，以促尿酸排出。

（6）少吃盐，每天应该限制在 2～5 克。

（7）禁酒，酒精容易使体内乳酸堆积，对尿酸排出有抑制作用，易诱发痛风。

（8）少用强烈刺激的调味品或香料。

（9）限制嘌呤摄入。嘌呤是细胞核中的一种成分，只要含有细胞的食物就含有嘌呤，动物性食品中嘌呤含量较多。患者应禁食内脏、骨髓、海鲜、发酵食物、豆类等。

（10）不宜使用抑制尿酸排出的药物。

2. 痛风患者如何选择食物

根据嘌呤含量,将食物分为低嘌呤食物(每100克食物含嘌呤低于25毫克),中等嘌呤食物(每100克食物含嘌呤25～150毫克)和高嘌呤食物(每100克食物含嘌呤高于150毫克)三类。但这只是个原则性估计,在临床实践中需按实际情况做必要的调整。

(1)可吃的低嘌呤食物

①主食类。米(大米、玉米、粟米、糯米等),麦(大麦、小麦、燕麦、荞麦等),面类制品(精白粉、富强粉、面条、玉米面、馒头、面包、饼干、蛋糕),苏打饼干,黄油小点心,淀粉,高粱,马铃薯,甘薯,红薯,荸荠等。

②奶类。鲜奶、炼乳、奶酪、酸奶、麦乳精、奶粉、冰淇淋等。

③肉类与蛋类。鸡蛋、鸭蛋、皮蛋、猪血、鸭血、鸡血、鹅血等。

④蔬菜类。青菜,大白菜,卷心菜,苋菜,雪里蕻,茼蒿,芹菜,芥菜叶,空心菜,韭菜,韭黄,番茄,茄子,瓜类(黄瓜、冬瓜、丝瓜、南瓜、菜瓜、苦瓜等),胡萝卜,萝卜,西蓝花,瓠瓜,青椒,洋葱,葱,大蒜,生姜,黑木耳,榨菜,泡菜,咸菜等。

⑤水果类。苹果、香蕉、大枣、黑枣、梨、杧果、柑橘、橙、柠檬、葡萄、石榴、桃子、樱桃、枇杷、菠萝、李子、西瓜、木瓜、香瓜、葡萄干、桂圆。

⑥饮料。苏打水、可乐、汽水、矿泉水、茶、果汁、咖啡、麦乳精、巧克力、可可、果冻等。

⑦其他。西红柿酱、花生酱、果酱、酱油、冬瓜糖。油脂类(瓜子、植物油、黄油、奶油、杏仁、核桃、榛子),薏苡仁,糖,蜂蜜,海蜇,海藻,动物胶或琼脂制的点心及调味品。

(2)宜限量的中等嘌呤食物

①豆类及其制品。豆制品(豆腐、豆腐干、乳豆腐、豆奶、豆浆),干豆类(绿豆、红豆、黑豆、蚕豆),豆苗,黄豆芽。

②肉类。鸡肉、野鸡、火鸡、斑鸡、石鸡、鸭肉、鹅肉、鸽肉、鹌鹑、猪肉、猪皮、牛肉、羊肉、狗肉、鹿肉、兔肉。

③水产类。草鱼、鲤鱼、鳕鱼、比目鱼、鲈鱼、梭鱼、刀鱼、螃蟹、鳗鱼、鳝鱼、香螺、红鲹、鲍鱼、鱼丸、鱼翅。

④蔬菜类。菠菜,笋(冬笋、笋干),豆类(四季豆、青豆、菜豆、豇豆、豌豆),海带,金针菇,银耳,蘑菇,菜花,龙须菜。

⑤油脂类及其他。花生、腰果、芝麻、栗子、莲子、杏仁。

(3)禁忌的高嘌呤食物

①豆类及蔬菜类。黄豆、扁豆、紫菜、香菇。

②肉类。肝(猪肝、牛肝、鸡肝、鸭肝、鹅肝),肠(猪肠、牛肠、鸡肠、鸭肠、鹅肠),心(猪心、牛心、鸡心、鸭心、鹅心),肚与胃(猪肝、牛肝、鸡胃、鸭胃、鹅胃),肾(猪肾、牛肾),肺,脑,胰,肉脯,浓肉汁,肉馅等。

③水产类。鱼类(鱼皮、鱼卵、鱼干、沙丁鱼、凤尾鱼、鲭鱼、鲢鱼、乌鱼、鲨鱼、带鱼、吻仔鱼、海鳗、鲳鱼),贝壳类(蛤蜊、牡蛎、蛤子、蚝、淡菜、干贝),虾类(草虾、小虾、虾米),海参。

④其他。酵母粉、各种酒类(尤其是啤酒)。

预防和治疗痛风,饮食上应做到三多三少:①多饮水,少喝汤。血尿酸偏高者和痛风患者要多喝白开水,少喝肉汤、鱼汤、鸡汤、火锅汤等。白开水的渗透压有利于溶解体内各种有害物质。多饮白开水可以稀释尿酸,加速排泄,使尿酸水平下降。汤中含有大量嘌呤成分,饮后不但不能稀释尿酸,反而导致尿酸增高。②多吃碱性食物,少吃酸性食物。痛风患者本身有嘌呤代谢紊乱,尿酸异常,如果过多吃酸性食品,会加重病情,不利于康复。而多吃碱性食物能维持酸碱平衡。③多吃蔬菜,少吃饭。多吃菜,有利于减少嘌呤摄入量,增加纤维素。少吃饭有利于控制热能摄入,限制体重,减肥降脂。

3. 痛风患者的饮食要注意什么

(1)控制总热能:痛风患者要保持或达到理想体重,最好能使自己的体重低于理想体重的10%～15%。要做到后者重点是控制每日进食的总热能,饮食总量要比正常饮食低约10%,不可过多吃零食,也不可每餐吃得过多、过饱。

(2)低蛋白饮食:痛风患者每日蛋白质总量应控制在40克左右,适当限制鱼类、豆类食物的摄入量。每日1杯牛奶加2个鸡蛋或猪瘦肉100克(2两)即可满足其机体对蛋白质的需要,不可过多。

（3）限制脂肪摄入量：痛风患者每日脂肪摄入总量以约50克为宜，注意要以植物油为主，少吃动物脂肪。

（4）以含高糖类的食物为主：米、面、谷类的主要成分均是糖类，所以痛风患者平日饮食应以这些食物为主，以保证热能供应。

（5）禁酒，少饮咖啡、茶、可可。酒精可诱发痛风发作并加重病情，应绝对禁止痛风患者饮酒。痛风患者在喝咖啡茶、可可时，也不可太浓、喝得太多。

（6）保持充足的B族维生素和维生素C的摄入：B族维生素和维生素C富含于水果和蔬菜中，每日于饭后吃些柑橘、苹果，以及在膳食中多吃些绿叶蔬菜，可使体内有足够的B族维生素和维生素C。

（7）禁食含嘌呤高的食物：痛风患者要尽量少吃或不吃含嘌呤高的食物。痛风患者应多吃嘌呤含量少的食物，如牛奶、鸡蛋、面包、黄瓜、番茄等，以减少外源性嘌呤进入体内，降低血尿酸水平。

4. 痛风患者的饮食怎样调节

引起痛风的发病因素，主要是从食物中摄入嘌呤过多、机体嘌呤代谢紊乱及肾脏排泄功能下降等，致使患者血尿酸增高。从食物中摄入的嘌呤与机体代谢过程产生的嘌呤最终分解产物差异甚大，后者在多种酶的作用下经过复杂的代谢过程主要分解为核酸，被组织细胞利用，仅少部分分解成尿酸。而食物来源的嘌呤绝大部分生成尿酸，很少能被机体利用，所以从食物中摄取嘌呤量的多少，对尿酸的浓度影响很大，故痛风患者节制饮食中嘌呤摄入量非常必要。痛风患者的饮食应做到因人而异，限制与调配相结合。

控制饮食总量包括两个部分：①控制每日摄入嘌呤总量。②节制每日的进食总热能。控制每天饮食中的总热能，减轻体重。痛风患者60%～70%为肥胖者，诸多资料显示，肥胖是痛风的危险因素之一，血尿酸与体重指数呈正相关。痛风患者的饮食以控制在正常人食量的80%左右为妥，严禁暴饮暴食，痛风患者常在暴饮暴食后血尿酸水平骤然升高，致使痛风关节炎发作。

以血尿酸值为依据调节膳食，将血尿酸控制在正常水平，是预防痛

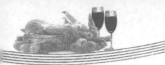

风发作的重要措施。我们建议,痛风患者要经常检测血尿酸,当血尿酸升高至 480 微摩/升以上时,痛风有随时发作的可能,此时应禁食一类食品,严格限制摄取二类食品,少吃三类食品;血尿酸降到 380 微摩/升以下时,可适当放宽二三类食品的摄入。

多食蔬菜水果等素食。蔬菜水果多属碱性食物,可以增加体内碱储量,使体液 pH 值升高。关节液中 pH 值上升至 6 以上时,尿酸多呈游离状态,很少形成尿酸盐结晶。尿液 pH 值升高,可防止尿酸结晶形成和促使其溶解,增加尿酸的排出量,防止形成结石或使已形成的结石溶解。不少蔬菜水果中含有少量的钾元素,钾可以促进肾脏排出尿酸,减少尿盐沉积。

不饮酒、多喝水。啤酒是富含嘌呤的饮料,属痛风患者的禁物。过多饮酒,一方面可在体内产生大量乳酸,阻止尿酸排出;另一方面乙醇是高热能饮品,大量饮用,产生热能过盛,尿酸生成增加,所以应劝说痛风患者尽量不饮酒。多饮水是为了增加排尿量,利于尿酸排出,防止尿酸盐的形成和沉积。痛风患者每天喝水 2 000～3 000 毫升较理想。

调节饮食与用降尿酸药相结合。不少痛风患者平时不用降尿酸药,单靠节制饮食控制尿酸,而常不成功。这是因为高尿酸血症是多种因素造成的,摄入高嘌呤食物过多只是原因之一。严格控制饮食,并不能阻断其他尿酸升高的因素,所以只靠控制饮食,血尿酸很难长期保持正常。对高尿酸血症的治疗,应采取降尿酸药和饮食调配同时进行的原则,当血尿酸降至正常水平时,可以适量吃一些鱼虾和瘦肉,但最好不要喝汤汁,因为经过较长时间煮炖后,相当多的嘌呤已进入汤内。另外,在出差、旅游或赴宴后,或在劳累、精神紧张、环境改变、摄入嘌呤过多时,为了免受痛风发病之苦,可以适当增加降尿酸药的应用。

5. 涮火锅会诱发痛风病吗

每到寒风凛冽的冬天,涮火锅就会盛行,人们围炉小坐、开怀畅饮的同时,往往会将由涮火锅而引起的疾病抛至脑后,如寄生虫病、口腔黏膜损害等。近年来,随着人们对生涮这种吃法的热衷程度与日俱增,把前几年还不怎么好发的痛风病吃成了冬季常见病。

　　痛风病随着涮火锅盛行而高发,涮火锅的确好吃,但在吃这种传统美食时一定要以健康为原则。因为高嘌呤饮食会导致痛风。除了体质、疲劳等因素外,海鲜、动物内脏、蘑菇和酒都是引起痛风病的罪魁祸首。因为带来鲜美味道的嘌呤在人体内不能过多承受,而它就是导致痛风病的祸首。如果过多的嘌呤不能排出体外,尿酸就会在血液中沉积,痛风病就是因此引起的。初起时经常是莫名其妙的脚趾"扭"伤,反复出现红肿疼痛,如果得不到控制,尿酸就会进一步引起关节变形,直至肾脏损害、功能衰竭。

　　痛风属于富贵病,患者中85%都肥胖。目前,痛风病患者多为收入高、运动少、应酬多的白领上班族,发病年龄从以前的50岁以上提前到目前的30岁左右,经常是在一次豪华的海鲜宴后,第二天清晨突然发病。我国的痛风病是从20世纪80年代开始由罕见病变为常见病的。海鲜、肉类、动物内脏、蘑菇、酒、浓茶和咖啡含嘌呤较多,需要节制。不少人误以为"不吃肉只喝汤"情况会好一些,但因为嘌呤能够充分脱落到久炖的汤中,所以痛风病往往在各种锅、煲类菜肴热卖的季节高发。

　　因为有人信奉"一热当三鲜"的火锅文化,口腔疾病患者也迅猛增加,比平常多出15%以上。吃火锅引起的口腔疾病主要与口腔黏膜有关。因为火锅浓汤的温度可高达120℃,取出即吃的话,很易烫伤口腔、舌部、食管及胃黏膜。一些本来就有复发性口疮的人,涮火锅后容易上火,其口疮发生机会因此又多出好几倍,或者原有的口腔黏膜炎症出现加重症状。如此反复,还会诱发食管癌变。最危险的是那些患有口腔黏膜白斑或扁平苔藓等癌前病变的人,火锅的高温和调料的刺激,都会使这些疾病病情加重。所以,涮火锅千万不可心急。

6. 痛风患者对豆制品如何限制

　　人体尿酸的来源分为外源性和内源性。外源性占20%,源于富含嘌呤或核蛋白的食物;内源性比例为80%,源于体内核苷酸或核蛋白的分解。而尿酸的排泄则主要通过肾脏和肠道,比例为2:1。高尿酸血症的发生主要可分为以下3种类型:生成过多型、排泄减少型和混合型(如长期酗酒)。日常控制尿酸过高以防痛风急性发作最主要的方法就是严控进食嘌呤含量过高的食物的数量。

临床也曾遇到一例因进食 250 克以上的豆制品而诱发痛风的患者。所以,不管食物中嘌呤含量的多少,适度进食才能减少痛风的发作。治疗痛风的第一步就是限制总热能,保持适宜体重,避免和治疗超重或肥胖。这是因为高尿酸血症、高三酰甘油血症都与体重、相对体重、体质指数、腰臀围比、腰臀比等相关。其次,多食用素食为主的碱性食物。西瓜与冬瓜不但属碱性食物,且有利尿作用,对痛风治疗有利。痛风患者可以适量吃一点豆类制品,豆类的嘌呤含量除黄豆外都很低,但豆类及其制品不宜摄入过多,特别是未加工过的豆类。

7. 哪两种含蛋白质高的食物最适合痛风患者

鸡蛋与牛奶均含有丰富的蛋白质,可提供人体必需的氨基酸,尚含有其他多种营养成分,但它们所含嘌呤量却很低,远远低于各种肉类、鱼类。所以,鸡蛋与牛奶是痛风患者最适宜的营养补充剂。

痛风的基本病理是血液中尿酸浓度过高,以至于"渗漏"到关节附近的软组织中并形成尿酸盐结晶,而引起严重的疼痛。因为在体内,尿酸是由嘌呤代谢而来的,所以痛风(还有高尿酸血症,即只有血尿酸升高,并无疼痛症状)患者要减少嘌呤摄入——低嘌呤饮食。肉类、鱼类、内脏、大豆制品等富含蛋白质的食物通常含有较多的嘌呤,所以被列为"要少吃或不吃"之列。那么,痛风患者的蛋白质如何来满足呢,最佳选择是鸡蛋和牛奶。

牛奶中不含嘌呤。这是因为嘌呤实际上是核酸分子的组成部分。核酸是遗传物质,遗传物质一般存在于细胞核之中。牛奶是牛的乳腺细胞分泌的体液,里面没有细胞结构,没有细胞核,也就没有遗传物质,没有核酸,故没有嘌呤。

鸡蛋中几乎不含嘌呤。这是因为鸡蛋虽大,理论上,未受精的鸡蛋只是一个细胞,只有一个细胞核,一套遗传物质,很少的核酸,微量的嘌呤。

正是因为鸡蛋和牛奶中的嘌呤含量极少,所以它们是痛风患者最佳的蛋白质来源。当痛风患者吃海鲜、内脏、肉类和豆制品很少时,可以通

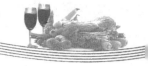

过增加鸡蛋和牛奶的摄入量来满足优质蛋白的需要。

8. 痛风患者可以吃水果吗

水果一般都是呈碱性,虽然含有各种有机酸,吃起来有酸味,但消化后大多氧化成碱性食物。但草莓有不能氧化代谢的有机酸(苯甲酸、草酸),会使体液的酸度增加,属于酸性食品,是个例外。水果营养丰富,所含的主要成分是糖类,其中大部分是人体可以直接吸收的果糖和葡萄糖。因此,痛风患者是可以多吃水果的,如梨、苹果、杏、葡萄、橙、西瓜、桃等,都是可以吃的。

绝大多数水果的嘌呤含量较少,故对痛风患者来说,水果不属禁忌之列,这一点与糖尿病患者不同。痛风患者每日进食 1～2 个水果(如苹果、梨、橘子、桃、香蕉等),对病情并无影响,也不至于引起痛风性关节炎的发作。如果痛风患者同时合并糖尿病,则水果的摄入量就要受到限制,因为水果中常含有较多的果糖和葡萄糖,进食后可造成血糖升高,不利于病情的控制,甚至使病情恶化。所以,水果对痛风患者来说,是一种值得推荐的食物,当痛风患者在需要严格饮食控制的情况下,水果是一种良好的营养补充食物。

9. 痛风患者对调味品有限制吗

各类调味品中嘌呤的含量均极少,在烹调时用量也不多,所以调味品不在痛风患者的食品禁忌单中。患者在烹调时可根据自己的习惯与嗜好,选择适当的调味品。有人认为,痛风患者在烹调时除食盐外,不宜加任何调味品,这种观点是片面的。应指出的是:调味品不宜过量,适当添加调味品,可改善菜肴的色、香、味,增加食欲,但如果食用过多,则会适得其反。如香、鲜调料添加过多时,会抑制食欲;辛辣调料过多则会刺激胃肠道,引起肛门灼热、皮肤瘙痒等。

食盐中的钠离子可使人体血容量增加,引起水肿、血压升高,导致心、肾负荷加重。痛风患者多为中老年患者,且易合并高血压及动脉硬化,故应限制过多食盐的摄入。烹调时不宜太咸,宜清淡。每日食盐摄入量应限于 10 克以内。当痛风合并肾脏病变,尤其是出现水肿,或者合并冠心病及高血压时，更应限制食盐摄入，以每日不超过5～6克为宜。

在外用餐和食用加工食品机会多的人，更要注意减少食盐摄取量。可采用新鲜材料烹制，尽量少吃腌制品（吃腌制品时，要去盐分）。烹制二三种菜肴，调味要有浓有淡，酱油最好采用低盐酱油。

10. 痛风患者对食用油有限制吗

植物油包括豆油、菜子油、玉米油、花生油、香油、葵花子油、椰子油等。动物油常用的有猪油、牛油、鸭油、羊油、鱼油等。无论动物油或植物油中，嘌呤含量都较少，植物油中嘌呤含量比动物油更少。所以，痛风患者以食植物油为宜。植物油中含有较多的不饱和脂肪酸，如亚麻酸、亚油酸、花生四烯酸等。它们具有加速胆固醇分解和排泄的作用，从而使血胆固醇降低，保护血管壁，防止动脉硬化。

动物油中含有较多量的饱和脂肪酸，它可使血胆固醇升高，诱发动脉硬化，动物油尚可妨碍尿酸由肾脏排泄，所以痛风患者原则上不宜食用动物油。因为痛风患者高脂血症及动脉硬化的发生率比正常人高，故应尽可能地避免促发动脉硬化的各种因素。但在动物油中，鱼油是个例外。鱼油具有降低血脂，防止动脉硬化的作用，尤其是海鱼鱼油作用更为明显，痛风患者可适当食用，以补偿偏食植物油的不足。

有研究表明，偏食植物油也有害处。植物油中多量的不饱和脂肪酸很容易自动氧化而产生有毒的过氧化物，它可使多种维生素，特别是维生素C氧化分解，导致人体维生素不足。它尚可与蛋白质结合生成脂褐素，导致皮肤衰老与老年斑形成。过氧化物对血管内皮细胞、脑细胞等也有损伤作用。因此，痛风患者在以植物油为主的基础上最好搭配少量的动物油。

11. 痛风患者饮水应注意什么

（1）饮水习惯：要养成饮水习惯，坚持每日饮一定量的水，不可平时不饮，临时暴饮。

（2）饮水时间：不要在饭前半小时内和饱食后立即饮大量的水，这样会冲淡消化液和胃酸，影响食欲和妨碍消化功能。饮水最佳的时间是两餐之间及晚上和清晨。晚上指晚餐后45分钟至睡前这一段时间,清晨指起床后至早餐前30分钟。

（3）饮水与口渴：一般人的习惯是有口渴时才饮水,痛风患者应采取主动饮水的积极态度,不能等有口渴感时才饮水,因为口渴明显时体内已处于缺水状态,这时才饮水对促进尿酸排泄效果较差。

（4）不宜饮用纯净水：痛风患者必须多饮水,要使每天的尿量保持在2 000毫升以上,才有利于尿酸从尿液中排出。尿酸的排出与尿液的酸碱度有关,酸性尿不利于尿酸排出。我国生活饮水卫生标准规定pH值为6.5～8.5,而目前市场上供应的纯水,其制取方法广泛应用反渗透法,pH值一般为6.0左右,偏向弱酸性,对痛风患者来说,这无疑是一个缺点。因此,提出以下几点建议：①室温过高时开空调,以避免大量出汗而消耗过多的水分。②如尿液pH值经常低于6,还是以自来水作为饮用水为妥。③如肾功能正常,可加服小苏打片以碱化尿液,剂量是每日3次,每次1克。

（5）饮茶：我国有许多人平时喜欢饮茶,痛风患者可以用饮茶代替饮白开水,但茶含有鞣酸,易和食物中的铁相结合,形成不溶性沉淀物,影响铁的吸收。另外,茶中的鞣酸尚可与某些蛋白质相结合,形成难以吸收的鞣酸蛋白。所以,如果餐后立即饮茶,会影响营养物质的吸收和易造成缺铁性贫血等。较好的方法是餐后1小时开始饮茶,且以淡茶为宜。

12. 痛风患者可以多喝茶吗

有研究表明：茶为中老年人的最佳饮料。据测定,茶叶含有蛋白质、脂肪、10多种维生素,还有茶多酚、咖啡碱、脂多糖等近300种成分,具有调节生理功能,发挥多方面的保健和药理作用。由于茶具有防止人体胆固醇升高,防治心肌梗死的作用;茶多酚能清除机体过量的自由基,抑制和杀灭病原菌;茶还有提神、消除疲劳、抗菌等作用;还可以净化水质,减少放射性物质对人体的伤害。因此,在当前自然环境污染严重的情况下,特别是在城市居住的人们,更应经常喝点茶。茶曾长期被列为禁用,原因是它分别含有茶叶碱,其分子结构均是甲基黄嘌呤。过去认为茶叶碱在体内代谢后,会转变为尿酸。据近年来大量研究发现,甲基黄嘌呤在人体内代谢后变为甲基尿酸盐,而不是尿酸盐,不会像尿酸那样在肾脏、关节等处沉积起来,也不会形成痛风石。所以,痛风患者禁饮上述茶的说法缺乏医学依据。痛风患者喝茶以绿茶为佳,且要适量。

13. 痛风患者合并肥胖症在饮食上要注意什么

(1)合理控制热能:儿童要考虑其生长发育的需要,老年人则要注意有无并发症存在。对热能的控制,一定要循序渐进,逐步降低,以增加其消耗。对于正处于发育期的青少年来说,应以强化日常运动为主,千万不可盲目控制饮食,以免发生神经性厌食。在低热能饮食中,蛋白质供给量不可过高,其食物蛋白质的供给量应当占饮食总热能的 20%～30%,即每天供给蛋白质 50～75 克为宜。

(2)限制脂肪:过多摄入脂肪可引起酮症,加重痛风和高尿酸血症的病情。肥胖者饮食中脂肪应控制在总热能的 25%～30%。

(3)限制糖类:糖类供给应占总热能的 40%～55%为宜。含单糖食品,如蔗糖、麦芽糖、果糖、蜜饯及甜点心等,应尽量少吃或不吃。凡食物纤维多的食物可适当食用。

(4)保证维生素和无机盐的供应:新鲜水果和蔬菜含有丰富的维生素,可选择食用。适用于减肥者食用的蔬菜有角瓜、黄瓜、冬瓜、萝卜、油菜、芹菜、绿豆芽、韭菜、白菜、洋葱、菜花、生菜、海带、木耳等,水果有西瓜、柚子、草莓、桃、苹果、橙子等。

(5)限制食盐:食盐能引起口渴并能刺激食欲和增加体重。应限制食盐的摄取。

(6)烹调方法及餐次:宜采用蒸、煮、烧、烤等烹调方法,忌用油煎、炸的方法,煎炸食物含脂肪较多,并刺激食欲,不利于减肥。进食餐次应因人而异,通常为三餐。

14. 痛风患者合并糖尿病在饮食上要注意什么

糖类、脂肪、蛋白质的摄入比例应合理。糖类摄入过多不但能使血糖升高,诱发或恶化糖尿病,还可以使糖转化为脂肪,沉积体内,致使身体肥胖,肥胖又导致胰岛素抵抗,胰岛素抵抗又可能导致糖、脂质、嘌呤代谢失常,诱发或加重糖尿病、高血压病、痛风、血脂紊乱等。脂肪有饱和脂肪酸和不饱和脂肪酸之分,营养专家主张摄入脂肪的比例为,饱和脂肪酸、多不饱和脂肪酸、单不饱和脂肪酸的比例以接近 1:1:1 为最佳。在吃富含蛋白质食物时,应选瘦肉,并长时间炖、煮,吃肉弃汤。因为肉类经长时间加热后,汤中含有大量的胆固醇、饱和脂肪酸及嘌呤等对人体有害物质。正常情况下每天补充蛋白 60 克,占主食热能的 15%~20%。

啤酒、果酒是富含嘌呤的饮料,尤其是啤酒嘌呤含量高。研究证明,正常人喝 640 毫升啤酒,血尿酸可升高 1 倍。多数白酒含酒精浓度高,酗酒或长期饮酒的人,乙醇在肝脏中变成乙醛,乙醛严重地损伤肝脏,致细胞变性、坏死,使糖、脂质、嘌呤代谢失常。大量喝酒者会造成血液中有机酸,尤其是乳酸浓度升高,有机酸在肾脏阻碍尿酸排泄,当血液中乳酸浓度为 300 毫克/升时,尿酸排出量明显下降,血尿酸迅速升高。虽然有人主张高血压、冠心病患者可少量饮红葡萄酒,但是伴发痛风或高尿酸血症时,还是不饮酒为好。

微量元素、矿物质,纤维素和水要充足。维生素种类繁多,我国人体内易缺少的有维生素 A、B 族维生素、维生素 C、维生素 E 等。微量元素和矿物质足量研究证明,中国人缺钙、锌、铁等元素的发病率远高于西方国家的人。其原因是中国人多数主食以谷物为主,西方人饮食中的肉、奶量远超过我国人均量,肉、奶中含钙、锌、铁等元素高;谷物中这些元素不但含量较少,而且还含有大量的草酸、胰蛋白酶、粗纤维等抑制钙、锌、铁等元素吸收的物质,这些物质能阻止钙、锌、铁等元素吸收转移,并使其缺乏。糖尿病、痛风及其并发症的发生,常与钙、锌、铁等元素缺乏有关,所以患者应长期补充富含这些元素的食品,有益于这些疾病的康复。纤维素是食物中含热能极低的物质,可促进肠蠕动,缩短食物在肠内的停留时间,干扰营养物质的过分吸收,增加脂肪和糖类的消耗。所以,食物中保持充足的纤维素,有利于降低血糖、促进脂质分解,对防治糖尿病、高血压病、痛风、肥胖症、血脂紊乱都是有益的。饮水要充足。多饮水能使血液有效循环量增加,血液黏稠度降低,有益于体内各种物质代谢过程的进行。饮水充足对痛风患者尤为重要,多饮水可以使尿量增多,增加尿酸的排出,使血尿酸浓度降低,防止痛风发病。尿量增加还能稀释尿液中尿酸浓度,使尿酸水平降低,尿的 pH 值升高,尿酸形成结晶减少,肾结石及尿酸对肾脏的损害减轻,降低痛风肾病的发病率。实践证明,患者每天饮水 2 000 毫升以上较合适。

痛风患者应做到低糖、低盐、低嘌呤、低胆固醇、低饮食摄入量。

15. 痛风患者合并高血压在饮食上要注意什么

(1)减少钠摄入:每日摄盐量减少至 5 克,能使舒张压平均下降 4 毫米汞柱。理想的摄钠标准相当于每日 5 克食盐。

(2)增加钾的摄入:钾与高血压呈明显的负相关,高钾饮食可以降低血压。增加膳食中的钾主要是多食新鲜蔬菜、水果、豆类(除黄豆外)等。

(3)增加钙:膳食中低钙与高血压病有关。有研究表明,人群日均摄钙每增加 100 毫克,平均收缩压可下降 2.5 毫米汞柱,舒张压下降 1.3 毫米汞柱。我国人群普遍钙摄入量不足,而牛奶中含钙量较高。每日补充 250 毫升牛奶即可满足需要。新鲜蔬菜中油菜、芹菜、萝卜缨中含钙较高,蘑菇、木耳等也可补充钙的成分。

(4)减少膳食脂肪,补充优质蛋白质:流行病学研究表明,如能将膳食脂肪控制在总热能 25% 以下,连续 40 日可使男性收缩压和舒张压下降 12%,女性下降 5%。

16. 痛风患者合并高脂血症在饮食上要注意什么

(1)忌就餐次数过少:有人认为,空腹时间越长,体内脂肪积聚的可能性越大。国外一组调查发现,每日就餐 3 次或 3 次以下者,患肥胖症者占 57%,胆固醇增高者占 51.2%。每日就餐 5 次以上者,患肥胖症者占 28%,胆固醇增高者仅 17.9%。

(2)忌晚餐就餐时间太晚:晚餐过晚及吃厚味和难以消化的食物,会促进胆固醇在动脉壁上沉积,也会加速动脉硬化的发生。

(3)忌晚餐过量:晚间人的基础代谢率高,各种消化酶的分泌相对旺盛,食物容易消化和吸收,同时晚上的活动量少,能量消耗少,若进食过量,可转化为脂肪,使人发胖。因此,主张晚餐摄入的热能应不超过全天总量的 30%。

（4）忌吃胆固醇高的食物：蛋黄、猪脑、猪肝、皮蛋、蟹黄、猪腰子、鱼子、对虾、奶油、蛋类、鱼肝油等含胆固醇高的食物平时应忌吃或少吃。

（5）忌太多甜食：糖类，如蔗糖、果糖，对三酰甘油的含量有一定的影响。有人在饲养动物时，用蔗糖代替淀粉导致动物的血胆固醇和三酰甘油均增高，在脂肪摄入量较高的某些国家和地区，当糖用量升高时，冠心病的发病率也会升高。

（6）忌盲目节食：长期限制饮食，体内缺糖，导致三酰甘油合成减少，因而血中含量也降低。而胆固醇并不受糖代谢的影响，仍然升高。若患者盲目节食或限制饮食，反而造成严重的营养不良，从而使病情加重或损害身体健康。

17. 痛风患者合并冠心病在饮食上要注意什么

控制总热能，维持正常的体重。糖类在总热能中的比例应控制在 60%～70%。宜适当吃些粗粮，以增加多糖类、纤维素、维生素的含量。脂肪摄入量应占总热能 20%～25% 以下，其中动物脂肪以不超过 1/3 为宜。脂肪摄入以植物脂肪为主，适当地吃些瘦肉、家禽、鱼类。多吃海鱼有益于冠心病的防治，但由于患者同时患有痛风，海鱼富含嘌呤，因此食用海鱼要适量。膳食中应控制富含胆固醇食物的摄入，特别是动物的内脏、脑等，胆固醇摄入量应控制在每日 300 毫克以下。每日食物中蛋白质的含量以每千克体重不超过 1 克为宜，应适当增加植物蛋白，尤其是大豆蛋白。其适宜比例为蛋白质占总热能的 12% 左右，其中优质蛋白占 40%～50%，优质蛋白中，动物性蛋白和植物性蛋白各占一半。常选用牛奶和鱼类等。糖类主要来源应以米、面等含淀粉类食物为主。

控盐对合并高血压者尤为重要，食盐的摄入量每日控制在 5 克以下，可随季节、活动量适当增减。饮食宜清淡，少量多餐，避免吃得过多、过饱而诱发心绞痛。

多吃一些保护血管的食物，如洋葱、大蒜、紫花苜蓿、木耳、海带等。适量饮茶可防治冠心病。茶叶具有抗凝血和促进纤维蛋白溶解的作用，茶叶中的茶多酚可改善微血管壁的渗透性，能有效地增强心肌和血管壁的弹性和抵抗力,预防或减轻动脉粥样硬化。茶叶中的咖啡因和茶碱可直接兴奋心脏,扩张冠状动脉,增强心肌功能。但饮茶应适量,且宜饮用淡茶。

对痛风合并冠心病的患者,膳食中应注意多吃含镁、铁、锌、钙、硒元素的食物。含镁丰富的食物有小米、玉米、枸杞子、桂圆等;含铁丰富的食物,如酵母、牛肉、肝、全谷类、干酪、红糖等。膳食中的钙可预防高血压及高脂膳食引起的高胆固醇血症。含钙丰富的食物有奶类、海产品等;含硒较多的食物有牡蛎、鲜贝及鱼类等。多吃蔬菜和水果有益于心脏。蔬菜和水果是人类饮食中不可缺少的食物,含有丰富的维生素 C、无机盐、纤维素和果胶。凡绿色蔬菜或黄色蔬果中都含有较多的胡萝卜素,它具有抗氧化的作用,维生素 C 能够影响心肌代谢,增加血管韧性,使血管弹性增加,大剂量维生素 C 可使胆固醇氧化为胆酸而排出体外。狝猴桃、柑橘、柠檬和紫皮茄子含有丰富的维生素 C,应多吃。

冠心病患者应当戒烟,减少饮酒量,当合并高脂血症时,应避免饮酒。并应忌用或少用全脂乳、奶油、蛋黄、猪肥肉、羊肥肉、牛肥肉、动物肝及内脏、黄油、猪油、牛油、羊油、椰子油及一切辛辣调味品。

18. 粳米对痛风患者有什么好处

粳米又名大米,为禾本科植物粳稻的种仁,我国各地均有栽培,是南方人的主食。

粳米味甘,性平,具有健脾和胃、益精强志、益气除烦、聪耳明目、缓和五脏、生津止渴等功用。现代研究表明,粳米是一种低嘌呤食物,痛风患者经常食用有助于减缓症状。

粳米可煮粥、做干饭、蒸饭,也可炒米,磨成面制成糕点。将米炒黄,晾干,将一些名贵的中药存放在粳米中,可防止中药材生虫、发霉,用量随意。在药膳制作中,粳米常与各种药物配伍煮粥,以防治各种疾病,如与具有补益功能的人参、黄芪、山药、黄精等煮粥食用。

米饭是补充营养的主食,米汤又是治疗虚证的食疗佳品。《随息居饮食谱》认为,浓稠的米汤可代替人参汤,用以治疗虚证。米粥营养丰富,又容易消化,便于吸收,所以医药学家常以米粥作为配合药疗的调养珍品,《随息居饮食谱》中说:"患者、产妇,粥养最宜。"经常食用米粥,是最简便的食养之法。霉变或受化学物品污染的粳米不宜食用。

19. 玉米对痛风患者有什么好处

玉米为禾本科植物玉蜀黍的种仁,又名苞米、苞谷。

玉米味甘,性平,具有通便、淡渗利湿、降压消脂等功用。《本草推陈》中还说它"为健胃剂,煎服亦有利尿作用"。现代研究表明,玉米是一种基本上不含嘌呤的食物,所以痛风患者经常食用有助于减缓症状。玉米中所含的脂肪为不饱和脂肪酸,有助于人体内脂肪与胆固醇的正常代谢,对伴有高血压病、脑血管意外、冠心病的痛风患者尤为适宜。

将玉米磨成细粉,调入粥内,煮成稀薄的玉米粥,适宜痛风患者作主食长久服食。鲜嫩玉米可整个煮熟食用,干玉米可磨碎煮粥或做面饼、蒸糕。玉米经过加工后,可制作罐头、面包、饼干、糕点、饮料等美味可口食品。玉米亦可整粒爆成米花食之。欧洲人总结出了不少科学吃玉米的方法,主要有 3 种:一是玉米饼(将蒜粉、黑胡椒、芹菜等掺在玉米面中,用西红柿汤调和,据说可以降低胆固醇);二是玉米粥;三是用玉米粒做成羹汤、沙拉,既美味又有营养。

玉米熟吃比生吃好。尽管烹调使玉米损失了部分维生素 C,却获得了更有营养价值的抗氧化剂。不论油炸还是水煮,玉米都会释放出更多的营养物质。同时,烹饪过的玉米还释放一种酚类化合物赖氨酸,对癌症等疾病具有一定疗效。高温烹调后,玉米抗氧自由基的活性升高了,而氧自由基会引起机体氧化损伤,增加患病的风险。玉米不宜长期单独食用,因本品缺少一些人体必需的氨基酸。可与其他谷类、豆类混合食用。但必须同时进食,若隔一段时间再进食,则会影响食物营养的互补作用。玉米花性味偏温,不宜大量服用。玉米一旦过了保存期限,很容易受潮发霉而产生毒素。因此,在购买商店里的玉米罐头前,一定要看好保质期。

20. 粟米对痛风患者有什么好处

粟米为禾本科植物粟的种仁,为我国古老的粮食品种之一,也是北方地区的主要食粮。

粟米性凉,味甘、咸,陈久者苦、寒,具有滋养肾气、和中健脾、下气除热止泻的功用。现代研究表明,粟米是低嘌呤食物,痛风患者经常食用有助于减缓症状。

粟米除了作为粮食供人们食用外,还可以酿酒、制酒、制饴糖及糕点、方便食品。

粟米不可与杏同食,同食易使人呕吐、腹泻。气滞者忌用。

21. 糯米对痛风患者有什么好处

糯米又名江米,为禾本科植物糯稻的种仁,可分为籼糯米和粳糯米两种。加水煮熟后饭粒较黏,其性偏温,是谷物中仅有的几个温性食物中的一种。

糯米味甘,性温,具有补中益气、暖胃止泻、止汗、缩小便等功用。现代研究表明,糯米是一种低嘌呤食物,痛风患者经常食用有助于减缓症状。

糯米几乎不含直链淀粉,故最易变性而糊化,煮熟后黏性很强,光泽明亮,不易回生,口感油润滑腻。由于糯米吸水率低,胀性小,一般不用于作主食,常用于制作糕点、小吃等。烹调应用中,做菜肴时可作为糯米鸭之类的填料,以及珍珠丸子的滚黏料。此外,糯米还可用于酿酒、制酒酿等。

糯米有一种和其他米不同的特性,它含有不溶解于水的蛋白质。当被煮的时候,它吸收水分,重量增加一倍,而且黏性很强,宜制成糕点食用。糯米性温,质黏滞,阴虚内热者不宜食用。糯米较难消化,吃时宜适量,儿童最好不吃。胃炎等消化道疾病患者应少食为宜。

22. 大麦对痛风患者有什么好处

大麦是世界上第五大耕作谷物,为禾本科植物大麦的种仁,是一种主要的粮食和饲料作物,草本科植物。大麦是我国青藏高原和西南地区的主要粮食作物之一。大麦分为有稃和无稃两种。有稃大麦就是栽培二棱和六棱大麦,无稃大麦指的青稞(裸大麦)。我国是世界上栽培大麦最早的国家之一,青藏高原是大麦的发祥地。现在,我国长江以北各省亦有出产。

大麦味甘、咸,性凉,具有健脾和胃、止渴除烦、利尿通淋、调中益气等功用。适用于食谷不化、腹部胀满、腹泻、身热烦躁、口渴、产后大便秘结等症。大麦芽可以和胃健脾、帮助消化、疏肝理气、回乳,并能帮助调整肠胃功能。常用来治疗食欲不振、消化不良、伤食、食积、胃腹胀满及因乳汁郁积引起的乳房胀痛等病症。现代研究表明,大麦芽中含有消化酶和维生素等营养成分,也是一种低嘌呤食物,痛风患者经常食用有助于减缓症状。研究表明,大麦的营养特点是高纤维、高抗氧化成分、没有胆固醇、低脂肪。美国农业部有一项研究显示,大麦能降低人体总胆固醇水平和低密度脂蛋白胆固醇水平。大麦与许多水果、蔬菜及燕麦一样,富含可溶性纤维β-葡聚糖,这种物质能降低胆固醇。在大麦粒的果皮糊粉层中,还含有一种天然物质——生育三烯醇,可以控制与胆固醇合成有关的酶的活性。研究表明,如果每天吃100克大麦麸,能有效降低人体血浆中胆固醇和糖的浓度,与注射胰岛素的效果几乎一样。此外,大麦纤维还可以促进对健康有利的细菌在肠道里生长,提高人体免疫力。因此,食用大麦不但可以降低血压,减少患心脏病的风险,还能逆转脂肪肝,糖尿病、肥胖症和心血管病患者应该更多地食用。

大麦常用于酿制啤酒。大麦也普遍用于主食,用来做汤,以补充植物蛋白质,偶尔也被磨成面粉。用于食品的大麦多是珍珠大麦或大麦粉。珍珠大麦的加工需要精加工,以除去麦粒的皮和部分糠麸。大麦面粉是加工珍珠大麦时的副产品,多用于婴儿食品和其他特殊食品。大麦还被广泛用来磨面制成饼或面包,也可煮粥或煮成稀糊食用。大麦可与南瓜制羹:将水800毫升煮沸,放入大麦150克并以大火煮沸,然后加入8颗红枣,改以小火煮至大麦裂开;加入去皮切成丁的南瓜200克,继续煮至大麦熟透后加入适量白糖,继续煮至白糖溶解即可。

中医学认为,大麦生用则损人,炒用则生热,故大麦多用于煮粥。哺乳的妇女不宜食用麦芽,以免减少乳汁分泌。脾胃虚者不宜食用大麦芽。用大麦芽回乳需注意:用量过小或萌芽过短者均可影响疗效。未长出芽之大麦,服后不但无回乳的功效,反而增加乳汁分泌。

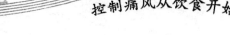

23. 小麦对痛风患者有什么好处

小麦为禾本科植物小麦的种仁，全国各地均有栽培，但主要产区为黄河以北地区。在世界上，小麦的播种面积和总产量，皆居于所有农作物之首。

小麦味甘，性凉，具有清热除烦、养心安神、益肾、止渴、补虚损、厚肠胃、强气力、止泻痢等功用。适用于虚热之心烦不宁、失眠、脏躁、骨蒸潮热、盗汗、咽干舌燥、小便不利等症。炒面或炒焦的面制品可止泻痢。研究表明，小麦是低嘌呤食物，痛风患者经常食用有助于减缓症状。核酸是生命的最基本物质之一，它控制蛋白质的合成，被称为生命之本。核酸通常较多地存在于植物胚芽部分。小麦胚芽是富含核酸的天然食品。小麦胚芽的核酸含量高达3％，食用后可有效补充体内核酸，有助于修复受损细胞和提高细胞再生能力，如修补糖尿病患者的胰岛细胞、肝炎患者的肝细胞等。

中医学认为，对妇女脏躁者，小麦宜与大枣、甘草同食；对自汗盗汗，宜与大枣、黄芪同食。受小麦黑霉病菌污染的小麦不宜食用。夏季雨水多，气温高，湿度大，面粉装在布口袋里很容易吸潮结块，进而被微生物污染发生霉变。所以，夏季是一年中保存面粉最困难的时期。尤其是用布口袋装面，更容易生虫。如果用塑料袋盛面，以"塑料隔绝氧气"的办法使面粉与空气隔绝，既不反潮发霉，也不易生虫。简单易行，便于面粉安全度夏。但是已经受潮就不要再往塑料袋里放了。

24. 燕麦对痛风患者有什么好处

燕麦是禾本科一年生草本植物雀麦的种仁，为谷类的一种，又称野麦子、雀麦子、乌麦。在我国，河北、山西、内蒙古、四川、甘肃、宁夏等省区高寒地区为主要产区，年产约2亿千克以上，过去人们多将它作为饲料，而在国外却颇有盛誉，营养价值相当于小麦、粟米。

燕麦味甘，性温，具有补益脾胃、滑肠催产的功用。适用于病后体虚气弱、纳呆、大便不畅及孕妇滞产等症。现代研究表明，燕麦是低嘌呤食物，痛风患者经常食用有助于减缓症状。燕麦中的氨基酸含量丰富，营养价值高,富含纤维及植物蛋白,可降低血胆固醇,对血糖影响较小。燕麦所含有的水溶性纤维及 β-葡聚糖可以降低血中总胆固醇及低密度脂蛋白胆固醇的量,以降低罹患心血管疾病的风险,并且可以增加胆酸的排泄。水溶性纤维具有平缓饭后血糖上升的效果,所以有助于糖尿病患者控制血糖。因为燕麦纤维中含有 β-葡聚糖,所以可以改善消化功能、促进肠胃蠕动,并改善便秘的情形。燕麦中所含丰富的锌,可以促进伤口愈合。丰富的维生素 E 可以扩张末梢血管,并改善血液循环,调整身体状况,所以能减轻更年期症状。要预防骨质疏松,除了增加钙的摄取外,体内也不能缺乏锰,燕麦中含有锰,也可以间接地预防骨质疏松。燕麦所含有的类脂酶、磷酸酶、糖苷酶等多种活性物质,有延缓细胞衰老和抑制老年斑形成的功能,对伴有冠心病的痛风患者尤为适宜。

燕麦可煮饭或粥食用。燕麦片是用燕麦之细面加工制成,可用开水冲服。

燕麦若要添加在饭中,应该由少量开始慢慢添加。因为如果一次食用量太多,可能会造成胃痉挛或是胀气。体虚便溏者及孕妇慎食燕麦。对麸质过敏者要小心食用。

25. 莜麦对痛风患者有什么好处

莜麦为禾本科一年生草本植物莜麦的种仁,又名油麦、裸燕麦。莜麦在我国西北、华北等地均有栽培,主产于长江与黄河流域广大地区。营养价值极高,超过了粳米、小麦、玉米等任何粮食作物,其所含热能相当于同重量的牛羊肉,故特别耐饥,是长途赶路人的必备食品。

莜麦味甘,性平,具有益肝和脾、补虚止汗、降血糖、降血压功用。现代研究表明,荞麦是一种低嘌呤食物,痛风患者经常食用有助于减缓症状。莜麦最适合伴有糖尿病、高血压病的痛风患者食用。糖尿病患者在应用苯乙双胍、胰岛素的同时,吃重量相等的莜麦面,要比吃标准粉、稻米时的空腹血糖、尿糖下降明显。莜麦中亚油酸含量高,可降低人体血液中的胆固醇;含有 8 种植物胆固醇,可防止肠道吸附胆固醇;淀粉分子比大米和面粉小,易消化吸收;含有果糖衍生的多糖,可被人体直接利用,可使高胆固醇的人,降低其低密度脂蛋白胆固醇,升高其高密度脂蛋白胆固醇;其高质量的膳食纤维,具有缓解结肠癌、糖尿病、便秘、静脉曲张、静脉炎等疾病的功效。

莜麦经加工,可磨制而成莜麦面。食用方法类同于小麦面。

脾胃虚弱者不宜多食。

26. 荞麦对痛风患者有什么好处

荞麦为蓼科植物荞麦的种仁,又名玉麦、三角麦、乌麦。我国各省均有种植,但以华北、东北地区为多。其营养成分是粮食作物中的佼佼者,被誉为"高营养保健食品"。

荞麦味甘,性凉,具有开胃宽肠、下气消积、除烦利湿、清热解毒等功用。适用于食积气滞,大便秘结、心腹胀闷疼痛、腹泻、痢疾、绞肠痧、带下、痈疮、丹毒、烫火伤等症。现代研究表明,荞麦是一种低嘌呤食物,痛风患者经常食用有助于减缓症状。荞麦也是降血脂的佳品,对伴有高脂血症的痛风患者有较好的疗效。荞麦中所含的芦丁物质,可有效地降低人体血脂和胆固醇。调查表明,尼泊尔人喜食荞麦,他们的高血压患病率极低。我国凉山彝族人民长期以苦荞为主食,他们的健康状况很好,患高血压病、高脂血症、糖尿病及心脑血管疾病的甚少。

荞麦食味清香,在我国东北、华北、西北、西南,以及日本、朝鲜、苏联都是很受欢迎的食品。荞麦食品是直接利用荞米和荞麦面粉加工的。荞米常用来做荞米饭、荞米粥和荞麦片。荞麦面粉与其他面粉一样,可以熬粥,可制成面条、烙饼、面包、糕点、荞酥、凉粉、河捞和灌肠等民间风味食品。有些地方用荞麦面包饺子,很有特色,受到大众欢迎。

荞麦一次不可吃得过多,否则会造成消化不良。脾胃虚寒者不宜服用。不宜久服、多食。部分人食用后,可发生对光敏感症或过敏性皮炎。

27. 高粱对痛风患者有什么好处

高粱米为禾本科植物蜀黍的种仁,是人类最早培育的作物之一。我国古书里记载高粱的别名也多达十几种,如蜀秫、蜀黍、荻粱、乌禾、秫秫等。我国是世界上栽培高粱最早的国家之一。高粱米的营养价值高于粳米,为我国北方居民的主食之一。

高粱味甘、涩，性温，无毒，具有温补脾胃，涩肠止泻等功用。现代研究表明，高粱是一种低嘌呤食物，痛风患者经常食用有助于减缓症状。

在世界许多地区，高粱传统上用于制作各种各样的食品，如稀粥、高粱饼（未膨松面团所制面包）、曲奇饼干、糕点、蒸肉丸和制作高粱芽酒。传统上，用高粱制作食品时有多种方法。水煮高粱是一种最简单的方法。整个高粱粒都可以磨成面粉或去皮后磨碎制成细粒或粉状制品，然后用于制作各种传统食品。高粱多煮粥或饭食用，亦可磨成粉后食用，还可炒食、作糕。高粱子粒除了供食用外，还是制粉、酿酒的重要原料。著名的贵州茅台酒、山西汾酒、竹叶青等，就是由优质高粱酿制的。

高粱的一些特性使其能很好地用于制作食品。有些品种的高粱含有丰富的抗氧化剂，所有品种的高粱都没有面筋，这点使那些对小麦过敏的人可改食高粱。因为其自身味道不明显，高粱可以很好地吸收其他的味道。高粱米霉变后不能食用，亦不能用于动物饲料。

28. 马铃薯对痛风患者有什么好处

马铃薯为茄科一年生草本植物，又名山药蛋、地蛋、地豆、土芋、洋芋、荷兰薯、地苹果、爪畦薯等。马铃薯原产自南美秘鲁，后来传到智利，是当时印加人的主要食物。现在我国各地均有栽培。

马铃薯性平，味甘、辛，无毒，具有和中调胃、健脾益气、消炎、解药毒等功用。马铃薯是一种碱性食品，同时还含有大量的维生素 C 和丰富的钾盐，这样就可起到碱化尿液并有利尿作用。不仅如此，马铃薯还是一种低嘌呤食物，痛风患者经常食用马铃薯有助于减缓症状。马铃薯中所含的膳食纤维有促进胃肠蠕动和加速胆固醇在肠道内的代谢，因此对伴有高脂血症的痛风患者尤为适宜。

马铃薯吃法多样，适用于炒、烧、炖、煎、炸、煮、烩、蒸、焖等烹调方法，可加工成片、丝、丁、块、泥等形状，既可作主料，又可作配料，能烹制出各类荤素菜肴，还可做馅或制作糕点，亦能加工成薯条、薯丝、薯片、薯泥、果脯等方便食品。

马铃薯中含有龙葵素，又称茄碱，每 100 克马铃薯含 17～19.7 毫克，阳光暴晒后可增加到 30～40 毫克，发芽时更多，故需注意预防。如有口

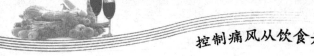
麻、口痒等异常感觉,就应立即停止进食。如出现上述严重中毒症状,则应立即到医院诊治,以免延误病情。

29. 红薯对痛风患者有什么好处

红薯为旋花科蔓性一年生草本植物的根茎,又名甘薯、甜薯、地瓜、红苕、红薯、红芋、白芋、白薯、番薯等。红薯原产自美洲,传说哥伦布首将红薯带到西班牙,然后传到非洲和东方的一些国家。1584年,由在吕宋经商的华侨引进我国种植。

红薯性平,味甘,具有补中和血、益气生津、健脾胃、通便秘的功用。现代研究表明,红薯是一种低嘌呤食物,痛风患者经常食用有助于减缓症状。巴西的科学家们培育出一种红薯,可供给人体大量的黏蛋白,增进机体的健康,提高机体的免疫力,并能促进胆固醇排泄,维护血管的弹性,减少动脉硬化。吃红薯可以减肥,因为红薯中的热能低,水分多,其热能比米饭低20%,并含有较多的维生素和氨基酸,可以减少皮下脂肪的堆积,避免过度肥胖。因此,红薯对伴有单纯性肥胖症的痛风患者尤为适宜。

红薯的家常吃法以蒸、煮、熬粥为多。老年人吃红薯以熬粥为宜。红薯和米面混吃,可发挥蛋白质的互补作用,提高其营养价值。民间常将红薯与粳米煮稀粥加白糖,用来治疗维生素 A 缺乏所致的夜盲症、粪便带血、便秘、湿热、黄疸、血虚、月经不调等病症。近年来,日本人掀起了一阵又一阵的"红薯热",男女老少都以大吃特吃形形色色的红薯食品(如烤红薯、红薯酱、红薯酒等)为乐。红薯生食脆甜,可代替水果;熟食甘软,吃在嘴里,甜在心头。它既可作主食,又可当蔬菜。蒸、煮、煎、炸,吃法众多,一经巧手烹饪,也能成为席上佳肴,如四川的红苕泥,黄红油亮,甜香可口;陕西的醋熘红苕丝,酸辣脆嫩,风味别致。此外,福建的"荔香薯片"、湖北的"桂花红薯饼"等,皆为闻名遐迩的地方风味。红薯配以作料冰糖和蜂蜜用小火焖煮,可制成色泽橘红、入口软中带韧的"蜜汁红薯",更具红薯的风味特色。红薯蒸熟,捣烂碾成泥,与面粉掺合后,可做各类糕、包、饺、面条等。干制成粉,加蛋类可制蛋糕、布丁等点心。红薯酿酒、制果脯、粉丝等,亦饶有风味。

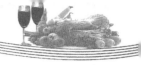

红薯吃时宜趁热,且不宜吞咽过急,以防噎着。有些人吃了红薯以后容易发生胃烧灼感、腹胀等不适反应,这是因为红薯中含有气化酶的缘故。因此,吃红薯时要烧熟透,以破坏红薯中的气化酶,并使淀粉分解成麦芽糖,有利于人体吸收,提高红薯的营养价值。患消化道溃疡、胃炎或消化不良的人应少吃红薯,以免因产酸产气而使病情加重。此外,有黑斑的红薯不能食用。

30. 荸荠对痛风患者有什么好处

荸荠为莎草科植物荸荠的球茎,又名乌芋、马蹄、地粟,产于我国南方,以广东、广西、福建等省出产为主。秋季、冬初采收,洗净鲜用或风干备用。

荸荠味甘,性寒,入肺、胃经,有清热养阴,生津止渴,消积化痰,止血止痢之功效。现代研究表明,荸荠是低嘌呤食物,痛风患者经常食用有助于减缓症状。

荸荠既可生食,亦可熟食,更可与猪肉等搭配出美味可口的佳肴。生荸荠肉质脆嫩、甘甜爽口,吃时应洗净,不宜连皮吃。水煮荸荠,既保持其甘甜爽口之味,又较卫生,可避免染上姜片虫,值得提倡。还可将荸荠制成罐头、果露、糕点、淀粉、粉丝等。

荸荠性寒,脾肾虚寒者慎用。荸荠生于水田中,其皮能聚集有害有毒的生物排泄物和化学物质,荸荠皮中还含有寄生虫,如果吃了未洗净的荸荠皮,会导致各种疾病,因此食用前一定要洗净去皮。秋冬季小儿不宜多食,因易致腹痛。虚寒者食用后易致腹胀气满,应少食。虚劳咳嗽者亦应少食。

31. 牛奶对痛风患者有什么好处

牛奶为牛科动物奶牛的乳汁,新鲜的消毒牛奶外观呈均匀胶态的流体,乳白色或稍带微黄色,无沉淀,无凝块和杂质,具有牛奶固有的香味,煮沸时不凝结。牛奶类脂肪包括饱和脂肪酸和不饱和脂肪酸,它们以较小的微粒分散于乳浆中,有利于消化吸收。

牛奶味甘,性平,具有补虚羸、益肺气、润皮肤、解毒热、润肠通便等功用。鲜乳中所含的糖为乳糖,甜度只有蔗糖的 1/6,可促进胃肠蠕动和消化腺分泌。牛奶是一种高蛋白、多水分、基本不含嘌呤的滋补佳品,最适宜痛风患者饮用。无论急性期或慢性痛风患者,均宜长期服食。

牛奶可以直接加热后饮用,还可与其他饮料配合饮用,亦可用于菜肴制作,西餐中相对应用较多。奶制品用于烹制菜肴多以牛奶为主。烹制时常用牛奶代替汤汁成菜,如奶油菜心、牛奶凤尾笋等。用牛奶制作甜菜就更多了,如将牛奶由液体变为固体。用模具冷冻成形后挂糊炸制的冰激凌之类及烩制的各类甜羹。以牛奶辅以奶香也很常见。

有些人夏天贪图方便和凉快,常饮用冷牛奶等乳类食品,这种做法不好。在牛奶加热煮沸的过程中需注意颜色的变化,如有红、黄、蓝、灰色出现,说明有不同菌种污染。变色牛奶在静置时不易分辨,但加热后会显出各种颜色,并伴有异味,表明牛奶已变质。有沉淀的变质牛奶不能饮用。下列患者忌饮牛奶:①牛奶过敏。②反流性食管炎。③食管裂孔疝。④腹腔和胃切除手术后。⑤溃疡性结肠炎。⑥肠道易激综合征。⑦胆囊炎和胰腺炎。⑧平时有腹胀、多屁、腹痛和腹泻等症状者。

32. 鸡蛋对痛风患者有什么好处

鸡蛋为雉科动物家鸡的卵,不但是人们日常生活中的理想蛋类食品,也是婴幼儿、孕产妇与年老体弱者的滋补佳品。

鸡蛋味甘,性平,无毒,具有滋阴润燥、养血安神的功用。现代研究表明,鸡蛋是低嘌呤食物,痛风患者经常食用有助于减缓症状。鸡蛋黄中所含的卵磷脂除能健脑外,还可使血液中的胆固醇和脂肪颗粒变小并保持悬浮状态,从而避免其在血管壁上沉积。对伴有高脂血症的痛风患者尤为适宜。美国营养学家和医学工作者用鸡蛋来防治动脉粥样硬化,获得了令人意料之外的惊人效果。他们从鸡蛋、核桃、猪肝中提取卵磷脂,每天给患心血管患者吃 4～6 汤匙。3 个月后,患者的血清胆固醇从 1‰克降到 0.18‰克。这一研究成果,得到世界医学界的关注。各国相继以此法用于临床,均获得满意效果。鸡蛋中的蛋白质对肝脏组织损伤有修复作用。蛋黄中的卵磷脂可促进肝细胞的再生,还可提高人体血浆蛋白量,增强机体的代谢功能和免疫功能。鸡蛋中所含有的较多维生素

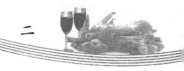

B_2,可以分解和氧化人体内的致癌物质。鸡蛋中含微量元素硒、锌,根据对全世界人类癌症死亡率进行的分析,人们发现癌症的死亡率与硒的摄入量成反比。居民血液中含硒量较高或吃含硒量较丰富食物的地区,总的癌症死亡率要低于那些居民摄入硒少的地方的死亡率。

鸡蛋吃法甚多,可采用蒸、煮、炒、炸、煎、熘、炖、烩、焖、熏、炝等各种烹调方法。就营养的吸收和消化率来讲,煮蛋为 100%,炒蛋为 97%,嫩炸为 98%,老炸为 81.1%,开水、牛奶冲蛋为 92.5%,生吃为 30%～50%。可见,煮鸡蛋是最佳吃法,但要注意细嚼慢咽,否则会影响吸收和消化。不过,对儿童和老年人来说,还是蒸蛋羹、蛋花汤最适合,因为这两种做法能使蛋白质松解,极易被消化吸收。鸡蛋中维生素 C 含量不高,所以吃鸡蛋时最好辅以适量的蔬菜。

从营养学的观点看,为了保证膳食平衡、满足机体需要,又不会营养过剩,一般情况下,老年人每天吃 1～2 个鸡蛋为宜。中青年人、从事脑力劳动或轻体力劳动者,每天可吃 2 个鸡蛋;从事重体力劳动,消耗营养较多者,每天可吃 2～3 个鸡蛋;少年儿童由于长身体,代谢快,每天也应吃 2～3 个鸡蛋;孕妇、产妇、乳母、身体虚弱者,以及进行大手术后恢复期的患者,需要多增加优良蛋白质,每天可吃 3～4 个鸡蛋,但不宜再多。鸡蛋的蛋壳最容易受到大肠埃希菌的污染,一旦破壳,蛋壳表面的病菌就会侵入鸡蛋内并迅速繁殖,吃了这种鸡蛋就容易生病。蛋壳完好的鸡蛋,无论生、熟,都不要在室温条件下长期保存,应把鸡蛋放冰箱低温保存,以减少大肠埃希菌的繁殖。有些人吃了鸡蛋后会胃痛,这是对鸡蛋过敏引起的,需经脱敏治疗后才能吃鸡蛋。高血脂患者吃蛋每天不宜超过 1个,这样限量食用,既可补充优质蛋白质和调剂口味,又不影响血脂水平。

33. 猪血对痛风患者有什么好处

猪血性平,味咸,具有补益精血,强身健体等功用。现代研究表明,猪血是低嘌呤食物,痛风患者经常食用有助于减缓症状。

猪血价廉物美,堪称"养血之玉"。其食用方法很多:可将猪血切丝与粉丝、黄瓜丝等,做成凉拌菜;更多的人习惯于用猪血与瘦肉、粉丝、青菜等相配做汤。猪血也可以炒食,将它与豆腐、木耳等一起烹制,味道十分鲜美。

　　猪血虽好,但也有不少需要注意的地方。首先,猪血在收集的过程中非常容易被污染,因此最好购买经过灭菌加工的盒装猪血。猪血以每天进食150~200克为宜,每周可进食2~3次。胃下垂、痢疾、腹泻等疾病患者不要食用猪血。做大便常规检测前3天也忌食猪血。猪血可做汤或炒食,是多种风味小吃的基本原料。有些人在杀猪时趁热吞饮生猪血,认为可治病。的确,《本草纲目》中有生饮猪血治血枯的记载,但随着科学的发展,我们现在不得不看到这种做法的危害。因为生食猪血首先会影响消化功能,造成消化不良,容易感染疾病。猪在生长中常常感染各种病毒、细菌和寄生虫,因此猪血也往往带有上述有害的因素。若不经处理而食,便有可能使人生病,所以猪血不宜生食。

34. 青菜对痛风患者有什么好处

　　青菜性凉,味甘,具有散血消肿,清热解毒,通利肠胃的功用。青菜基本上是一种不含嘌呤的四季常青蔬菜,它不仅含较多的维生素C和钾盐,而且还属一种碱性食物,痛风患者多吃青菜可减少尿酸沉淀,有助于尿酸排出体外。中医学认为青菜还有解热除烦,通利肠胃的功用。《滇南本草》说它能"利小便",所以,痛风患者一年四季均宜常吃多吃。

　　青菜在烹调中应用广泛,适宜于炒、煮、烧、烩、煨等烹调方法,可作主料单炒,或配荤素料,也可作汤或腌作小菜。烹制青菜时调味宜清淡,尽量不用酱与酱油,以突出其清鲜风味和翠绿色泽。

　　青菜性偏凉,夏季食用可消暑开胃,但脾胃虚寒者不宜多食。另外,青菜不宜久贮,初收的青菜几乎不含亚硝酸盐,存放后因受细菌的作用,青菜中的亚硝酸盐含量增加,食之过多可能会发生急性食物中毒。

35. 大白菜对痛风患者有什么好处

　　大白菜性平,味甘,有养胃利窍,通利大便,解热除烦等功用。大白菜基本上是一种不含嘌呤的四季常青蔬菜,它不仅含较多的维生素C和钾盐,而且还属一种碱性食物,痛风患者多吃大白菜可减少尿酸沉淀,有助于尿酸排出体外。

大白菜脆嫩爽口,味道甘美,且可以较长时间地保鲜贮藏,是冬季餐中佳肴。大白菜食法多样,广泛应用于拌、烫、炝、烹、熘、烩、扒、炖、熬、蒸等多种烹调方法,既可以素炒或荤做,也可以做饺子和包子的馅,还可以制成酸菜、腌菜、酱菜、泡菜、糟菜、脱水菜及风菜,供长期食用。

虽然大白菜亦蔬亦药,但大白菜滑肠,气虚胃寒、肺寒咳嗽之人宜少食,更不宜冷食。烂大白菜不宜食用,因为在细菌作用下,菜中硝酸盐会变成有毒的亚硝酸盐。亚硝酸盐是对人体有害的,它进入胃肠道后会迅速渗入血液,能使正常的血红蛋白氧化成高铁血红蛋白,从而使血红蛋白丧失携带氧的能力,会引起皮肤和黏膜发绀、青紫等症状,严重危害人体健康。因此,储存的大白菜要保管好,防止腐烂。

36. 卷心菜对痛风患者有什么好处

卷心菜性平,味甘,无毒,具有利五脏,调六腑,填脑髓的功用。《本草纲目拾遗》称它"补骨髓,利五脏六腑,利关节,通经络中结气"。现代研究表明,卷心菜是一种基本上不含嘌呤的蔬菜,它含有大量的维生素C,具有排泄体内有害物质的作用,痛风患者经常食用卷心菜有助于减缓症状。卷心菜中的丙醇二酸还可阻止糖类转变成脂肪,阻止脂肪和胆固醇沉着。因此,卷心菜亦属痛风之人宜食之物。

卷心菜质地脆嫩,味甘鲜美,制作菜肴可素可荤,冷热皆宜,可以凉拌、氽汤,也可用炝、熘、熬等烹调方法烹制出美味佳肴,还可制成各种炒菜和馅心。另外,卷心菜可醋渍、腌制,是制作泡菜的理想原料。

胃肠出血者不宜食用卷心菜,因为它粗糙的植物纤维较多,其机械刺激会加重疼痛,诱发出血。腹腔和胸外科手术后,腹泻及胃炎、肠炎患者不宜食用。

37. 菜花对痛风患者有什么好处

菜花性平,味甘,无毒,具有补脑髓,利五脏,开胸膈,益气力,壮筋骨等功用。现代研究表明,菜花中维生素C的含量特别丰富,而嘌呤的含量很低,每100克花菜含嘌呤的量在75毫克以下。不仅如此,花菜性质

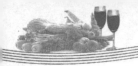

清凉,能清热,又能通利大小便,所以痛风患者宜常食之。

菜花是晚春和秋季的主要细菜品种,它质地细嫩,味甘鲜美。菜花适用于多种烹调方法,炒、烩、煮、炖、扒、烧、焓、拌皆可,可作主料单独成菜,也可与荤料同烹。但在烹制时要注意掌握火候,否则会失去菜花的鲜嫩。此外,不宜用重色,不然会失去菜花洁白的特点。凉拌时,应将菜花掰成小朵后再用开水焯,去生味后捞出,并控去水分,然后装盘,加入调味品,拌匀即成。炒食时可配以海米、火腿、肉丝等,菜花素食也很受欢迎。

为减少菜花中维生素 C 和吲哚类物质的损失,烹调时应注意加热时间不宜过长,宜用急火快炒。如采用水焯或滑油的方法,让其断生再放入炒锅颠翻几下,调味后迅速出锅,能较好地保持其营养成分和清香脆嫩的特点。

38. 苋菜对痛风患者有什么好处

苋菜性寒凉,味甘,具有清热解毒、清肝利胆明目、补血止血、抗菌止泻、利尿除湿、通利二便等功用。现代研究表明,苋菜是低嘌呤食物,痛风患者经常食用有助于减缓症状。

苋菜幼苗、嫩茎叶、嫩梢均可食用。可素炒食、凉拌、做馅、盐渍或蒸食(较老的茎叶)、做汤。彩色叶片还可做装饰配菜。家庭一般多作炒食,然后热锅沸油烹炒,既失其鲜嫩,又会有一股难闻的石灰味。正确的炒法是将苋菜倒入冷锅中,不放油,置炉火上炒熟盛起,再将生油炼熟,倒入苋菜,与蒜泥一起充分拌和食用。

苋菜性寒凉,脾虚便溏者慎食。本品不宜与甲鱼同食,因两者均为寒凉之品。

39. 雪里蕻对痛风患者有什么好处

雪里蕻性温,味辛,具有宣肺豁痰,温中利气的功用。《名医别录》中记载:雪里蕻"主除肾邪气,利九窍,明耳目,安中,久服温中"。现代研究表明,雪里蕻是低嘌呤食物,痛风患者可经常食用,但要少量吃才有助于减缓症状。

雪里蕻腌制后可常年应市,鲜雪里蕻不宜直接炒食。烹调应用中的雪里蕻多指经过腌制加工过的雪里蕻。经过加工腌制后,其味由辛辣变为咸鲜,同其他荤素原料配用可烹制成各种风味独特的菜肴。雪里蕻腌制时,先将鲜菜黄叶剔除,洗净,晒蔫。用盐量为雪里蕻的14%、水为5%的比例,一层菜一层盐,洒上清水,装缸压实。开始每天倒缸两次,散除辛辣气,防止闷热腐烂。两天后可将腌菜捆扎成把,逐把压实。以后两天倒缸一次,到5～10日即可使用。如果要在长时间后食用,腌制加工时则不洒水,改为只用盐拌匀晒蔫的菜(最好是菜切碎),装入小口径的瓮坛,填满捣实,密封瓮口即可。雪里蕻经过腌制加工,可去除辛辣恶味,增加咸鲜清香气息,保持浓绿鲜柔嫩脆的特色。

痛风患者宜吃少盐饮食,所以腌制的雪里蕻不能经常食用。雪里蕻含大量粗纤维,不易消化,小儿消化功能不全者不宜多食。雪里蕻辛辣易动火,平素阴虚内热者不宜多食。疮疡、眼疾、哮喘、痔疮、便血者亦不宜食用。

40. 茼蒿对痛风患者有什么好处

茼蒿性平,味辛,无毒,具有和脾胃、安心气、利二便、消痰饮的功用。现代研究表明,茼蒿中含有挥发油、胆碱等物质,能开胃、降压、补脑,对咳嗽、消化不良、记忆力减退、便秘、心血管疾病患者有辅助治疗作用。茼蒿中的粗纤维较多,能助消化、通便和降低胆固醇。茼蒿也是低嘌呤食物,伴有心脑血管疾病的痛风患者宜常食之。

有些人不爱吃茼蒿,主要是不喜欢茼蒿的香味。其实,这是一个习惯问题,如果从幼儿时就开始食用,不养成偏食的习惯,自然会适应茼蒿的香味。

茼蒿食药两宜,清香可人,但多食会引起气满腹胀。便溏泄泻者不宜食用。

41. 芹菜对痛风患者有什么好处

芹菜有水芹与旱芹之分,水芹性凉,味甘、辛,有清热、利水作用;旱芹性凉,味甘、苦,也有清热、祛风、利湿之功。所以,无论水芹旱芹,对急性期痛风者尤宜。现代研究表明,芹菜是高钾食物,富含维生素,钾可减少尿酸沉淀,有助于尿酸排出体外,净化人体的血液,而且芹菜基本上不含嘌呤,这对痛风患者、血尿酸偏高者有益。芹菜中含有较丰富的维生素P,可加强维生素C的作用,具有降血压和降血脂作用,对痛风患者并发的高血压病、高脂血症均有明显作用。

芹菜是一种别具风味的香辛蔬菜,有旱芹和水芹之分,人们经常食用的多为旱芹,常见的旱芹品种有青芹菜、白芹菜和大棵芹菜。芹菜喜凉爽气候,春秋季节种植产量高,品质好。自古以来,芹菜就以其独特的芳香辛味赢得了人们的喜爱和赞赏。芹菜青翠鲜嫩,清香可口,深受人们喜爱。芹菜入馔,烹法多用炒、炝、拌,或作为一些荤菜的配料,也可用来制作馅心,或腌、酱、泡、渍作小菜。以芹菜为原料的菜有"炝芹菜""芹菜炒香干""芹菜拌腐竹"等。经软化栽培的芹菜的心叶叫芹黄,它色黄,香鲜,肥嫩,炒食味道鲜美。

很多人都知道吃芹菜有降血压的作用,但一般都是炒熟后食之,效果不甚明显,宜偏生,可将芹菜除去黄叶及泥污,在清水中浸泡半小时,洗净后榨汁食用。芹菜性偏凉,脾胃虚弱、消化吸收不良、大便稀溏不成形及消化性溃疡患者宜少食芹菜。低血压者也不宜多吃芹菜。

42. 蕹菜对痛风患者有什么好处

蕹菜性寒而滑,味甘,具有清热、解毒、凉血、利尿的功用。现代研究表明,蕹菜是低嘌呤食物,痛风患者经常食用有助于减缓症状。蕹菜中的粗纤维较多,具有促进肠蠕动的作用,可以通便解毒,降低胆固醇。紫色蕹菜中还含有胰岛素样成分,能降低血糖水平。因此,蕹菜对伴有高脂血症、糖尿病的痛风患者尤为适宜。

蕹菜的叶和茎都可以食用,而且味道鲜美,吃法甚多,可水煮、醋炒、烫熟凉拌,或做饺子馅,并可制成咸菜或干菜。蕹菜去老叶老茎,切成段加油炒,熟时放食盐,加味精,食之柔嫩爽滑,别具风味;凉拌则在滚水中烫熟,捞出沥干,拌以食盐、味精、香油,食之味香爽口。

蕹菜虽有一定营养食疗价值,但因其性寒滑利,脾胃虚寒,大便溏泄者不宜多食。另外,体质虚弱者食后易小腿抽筋。

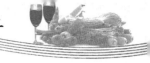

43. 韭菜对痛风患者有什么好处

韭菜性温,味甘、辛,无毒,具有温中行气,健胃提神,温肾阳暖腰膝,散瘀解毒,活血止血,止泻,调和脏腑等功用。现代研究表明,韭菜是低嘌呤食物,痛风患者经常食用有助于减缓症状。韭菜中的粗纤维可促进肠蠕动,有通便和降低血胆固醇的作用。韭菜中的挥发油有降低血脂、扩张血管的作用。因此,韭菜对伴有高脂血症的痛风患者尤为适宜。

韭菜质柔嫩而味辛香,既可作为调味的香料,又可入馔作主料、配料。作主料可单炒,也可水焯后凉拌。作配料可与很多原料组配,适宜于炒、爆、熘、煮或做汤等,若用韭菜作馅,则尤为清香可口。

食疗若用鲜韭汁则因其辛辣刺激呛口,难以下咽,需用牛奶1杯冲入韭汁20～30毫升,放白糖调味,始可咽下。胃热炽盛者不宜多食。韭菜不宜过食,以免上火,胃虚有热、阴虚火旺者忌食。夏韭纤维多,不易被消化吸收,易引起胃肠不适,胃病及大便稀溏者慎食。

44. 番茄对痛风患者有什么好处

番茄性平,味甘、酸,具有生津止渴,健胃消食,凉血平肝,清热解毒的功用。现代医学研究表明,番茄是碱性食物,痛风患者多吃碱性食物可减少尿酸沉淀,有助于尿酸排出体外。番茄中的维生素C含量虽不高,但因其有抗坏血酸酶和有机酸的保护而不易被破坏。维生素C可软化血管而防止动脉硬化,可与亚硝胺结合而具有防癌抗癌作用。番茄中的烟酸既可保护人体皮肤健康,又能促进胃液正常分泌和红细胞生成。番茄中的谷胱甘肽物质可延缓细胞衰老,有助于消化和利尿。番茄中的纤维素可促进胃肠蠕动和促进胆固醇由消化道排出体外,因而具有降低血胆固醇和通便的作用。番茄中的有机酸可促进食物消化,黄酮类物质有显著的降压、止血、利尿作用。

番茄果实肉厚汁多,既可生吃,又可熟食,且适用于炒、拌、腌等多种烹调方法,可作主料、配料,也可加工为番茄酱、番茄干、番茄粉和番茄罐头等,还可以酿制酒和醋。

虽然多吃番茄有益人体健康,但要严格做到:①不吃青色番茄。

②不空腹吃番茄。③不吃带皮或变质的番茄。此外,番茄性寒,便溏泄泻者不宜多食。

45. 茄子对痛风患者有什么好处

茄子性寒凉,味甘,无毒,具有清热活血,止痛消肿,祛风通络,利尿解毒等功用。现代研究表明,茄子不仅是一种碱性食品,同时几乎不含嘌呤物质,而且有一定的利尿功用,痛风患者经常食用有助于减缓症状。茄子中的水苏碱、胡芦巴碱、胆碱等物质,可以降低血液中的胆固醇水平,对预防冠心病等有很好的作用。因此,茄子对伴有冠心病的痛风患者尤为适宜。

茄子是夏秋之季上市的大宗蔬菜之一。从颜色上看,有紫茄、青茄、黄茄、白茄等,以白茄、紫茄为上品。茄子在烹调中可荤可素,吃法很多,适用于炒、烧、拌、熬、焖、炸、熘、蒸、烹等烹调方法,也可干制、食盐渍,是家常必食之菜肴。茄子喜油,香而不腻,多与肉同烧同炖,也可素拌茄泥等。

茄子好处虽多,但其性滑利,脾虚泄泻、消化不良者不宜多食。

46. 黄瓜对痛风患者有什么好处

黄瓜性寒,味甘,无毒,具有清热解渴,减肥利尿等功用。现代研究表明,黄瓜属于碱性食品,它含有丰富的维生素 C、钾盐和多量的水分。较多的钾盐有利尿作用,所以痛风患者宜多吃生黄瓜,或作凉拌菜食用,可减少尿酸沉淀,有助于尿酸排出体外。中医学认为黄瓜有除热、利水、解毒、生津止渴的作用。《本草求真》曾说:"黄瓜气味甘寒,服此能利热利水。"这对痛风之人、血尿酸偏高者,通过"利热利水"作用而排泄出多余的尿酸,颇有益处。

黄瓜清香多汁,是人们喜爱的一种夏季蔬菜。黄瓜的吃法多样,可当水果生食,入馔多作凉菜,亦能热炒、做汤等,还可制作腌黄瓜等酱菜。

食用黄瓜的好处虽多,但其性寒,脾胃虚寒者不宜多食。另外,黄瓜易受污染,因此生吃黄瓜时最好刮皮,凉拌时应冲洗干净,再加食醋和大蒜调味,可以杀菌消毒,防止肠道传染病。

47. 冬瓜对痛风患者有什么好处

冬瓜味甘淡,性微寒凉,具有清热毒,利小便,止渴除烦,祛湿解暑,解鱼毒等功用。《本草再新》中说冬瓜能"利湿去风"。现代研究表明,冬瓜本身也是低嘌呤食物,而且水分多,维生素 C 的含量特别丰富,这对痛风患者及尿酸偏高者,有促进尿酸排泄的作用,故痛风之人宜常食之。冬瓜中不含脂肪,而含有丙醇二酸,这种物质能阻止体内脂肪堆积,故而有利于减肥。此外,吃冬瓜能利尿,从而能排出体内过多的水分,改善体形,减轻体重,降低血脂,缩小腰围。因此,冬瓜对伴有单纯性肥胖症的痛风患者尤为适宜。

冬瓜是夏秋两季老幼咸宜的家常瓜菜,因其味淡,可配以肉类及火腿、虾米、干贝等鲜香原料,一般须先刮削其外皮,挖去瓜瓤、子,再切成块、片或整形烹制,适宜于炒、蒸、煎、炒、炸、烩等烹调方法,并可用作食品雕刻的原料。

冬瓜性凉,年老体弱、体质虚寒、脾胃虚弱、大便稀溏者不宜多食。久病与阳虚肢冷者忌食。

48. 丝瓜对痛风患者有什么好处

丝瓜性凉,味甘,无毒,具有祛暑清心,凉血解毒,通络行血,利肠下乳等功用。现代研究表明,丝瓜是低嘌呤食物,痛风患者经常食用有助于减缓症状。丝瓜中含有皂苷类物质,具有一定的强心作用。丝瓜中的苦味物质及黏液汁具有化痰作用。丝瓜中还含有干扰素诱生剂,能刺激人体产生干扰素,增强人体免疫功能。

丝瓜鲜绿细嫩,热天用丝瓜煲汤和炒菜,既能清暑解热,又能补充汗液的耗损。丝瓜还可用于炒、熬、炖、煮、拌等烹调方法,可作为主料单用,亦可用作为配料,皆具清香鲜美之韵味。

丝瓜性寒,多食易致泄泻,脾虚便溏者应慎食。过食丝瓜易损伤阳气,因而不宜多食,不可生食。

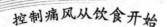

49. 南瓜对痛风患者有什么好处

南瓜性温，味甘，具有润肺、益气、除湿祛虫、退热止泻、止痛、安胎的功用。现代研究表明，南瓜是一种碱性食物，也是一种低嘌呤食物。《滇南本草》载："南瓜横行经络，利小便。"民间用南瓜粉治疗糖尿病，取得了可喜的疗效。所以，慢性痛风者最宜食用南瓜。不仅如此，南瓜热能少，这对肥胖的痛风患者更为适宜。因此，伴有糖尿病、肥胖症的痛风患者宜常食南瓜。

南瓜既能当菜，又能代替粮食，烧、蒸均可。用猪肉和蔬菜及奶油、米、葡萄干、蛋加在南瓜里制作南瓜碎肉，味道极好。南瓜也可制成罐头，还可做包子、饺子等馅，味道亦佳。

连续吃南瓜2个月以上时，皮肤可能会出现黄染现象，这是因为胡萝卜素未经变化而由汗液排泄，故使皮肤被染黄，停食南瓜2～3个月后，可自行消退，对健康无妨。南瓜性温，素体胃热炽盛者少食；南瓜性偏壅滞，气滞中满者，慎食。

50. 苦瓜对痛风患者有什么好处

苦瓜味苦，生则性寒，熟则性温，无毒。生则具有清暑泻热，明目解毒的功用；熟则具有养血滋肝，润脾补肾的功用。现代研究表明，苦瓜是低嘌呤食物，痛风患者经常食用有助于减缓症状。苦瓜中含有类似胰岛素的物质，可以降低血糖，糖尿病患者日常食用苦瓜，可有一定的疗效。因此，苦瓜对伴有糖尿病的痛风患者尤为适宜。

苦瓜有苦味，但习惯以后清香爽口，别有风味。苦瓜可生吃亦可熟食。生吃需用糖拌，食之甜脆清香。如不习惯苦瓜的苦味，食用时可先将苦瓜切开，用食盐稍腌片刻，然后炒可减轻苦味；或将苦瓜切开，放水中浸泡后烹饪，也可使苦味减弱。熟食多作其他菜的配料，用苦瓜焖鱼，鱼肉块不沾苦味，因此苦瓜又有"君子菜"的美名。苦瓜还适合于炒、煎、烧、蒸、酿等烹调方法，并可做汤。既可以用作主料，也可作配料。

食用苦瓜好处虽多，但脾胃虚寒者不宜生食，以免食后导致吐泻、腹痛。孕妇亦不宜食用。

51. 胡萝卜对痛风患者有什么好处

胡萝卜性平,味甘,无毒,具有健脾、化滞、下气、补中、利胸膈肠胃、安五脏等功用。现代研究表明,胡萝卜是低嘌呤食物,痛风患者食之有助于减缓症状。伴有冠心病、高血压病、高脂血症的痛风患者更宜经常食用。

胡萝卜可生食,也可熟食,并是酱制、腌菜的原料。烹制菜肴时宜于炒拌、烧等,也可蒸食、煮、拔丝、做馅等。此外,胡萝卜色泽鲜艳,可用作食品雕刻材料,或切片用模具压成各种花形,点缀冷热菜肴。由于胡萝卜素是一种脂溶性物质,所以食用胡萝卜时要多放点油,或与肉类一同烹调,以利于吸收。烹制胡萝卜时不宜多加醋,以减少对胡萝卜素的破坏作用。

过多食入胡萝卜会引起高胡萝卜血症,即人的皮肤出现黄色素沉着。首先从手掌和足掌开始,逐渐向躯干和面部蔓延,并伴有恶心呕吐、食欲差、乏力等症状,易误诊为肝炎,应注意鉴别。停止食用含维生素 A 原的食品后,黄色素沉着可逐渐消退,多喝水有助于促进维生素 A 原的排泄。胡萝卜素在空气中易破坏,因此胡萝卜制作菜肴不宜放置过久。生吃胡萝卜不易消化,约有 90% 的胡萝卜素随粪便排泄掉。

52. 萝卜对痛风患者有什么好处

萝卜性凉,味辛甘,无毒,具有消食顺气,醒酒化痰,治喘止渴,利尿散瘀和补虚的功用。唐·孟诜说:萝卜"甚利关节"。《食性本草》认为萝卜能"行风气,去邪热"。《随息居饮食谱》也说它能"御风寒"。痛风一症,仍属于中医的"痹证"范畴,由此可见,萝卜适宜痛风患者食用。现代研究表明,萝卜属碱性食品,又含有多量的水分和维生素,而含嘌呤成分很少,所以痛风患者经常食用有助于减缓症状。

萝卜脆嫩多汁,既可当作水果生食,又可凉拌或熟食,适应多种烹法,常用于烧、炖、拌、煮等,还可采用腌、酱、泡晒干的加工方法,做成多种萝卜制品,随时可吃。烹调应用中,一般应按萝卜的上市季节的老嫩程度分别应用。

萝卜性偏寒凉,爽而利肠,脾虚泄泻者慎食或少食。萝卜的理气作用特强,正在服用人参等补气药物者不宜食用萝卜。涮火锅时多种食物一起吃,难免造成一些食物搭配不当,吃的时候一定要注意避免。

53. 西蓝花对痛风患者有什么好处

西蓝花又名绿菜花、青花菜,属十字花科芸苔属甘蓝变种。其食用部分为绿色幼嫩花茎和花蕾。

西蓝花性凉,味甘,具有助消化、增食欲、生津止渴的作用。现代研究表明,西蓝花是高钾食物,钾可减少尿酸沉淀,有助于尿酸排出体外。西蓝花是一种低脂肪、低热能食物,因此适宜肥胖者食用,它的 β-胡萝卜素可以降低心脏病发作风险;高含量的纤维素也有助于降低血中胆固醇含量。减少钠盐摄入是降低高血压的一项措施,而缺钾、高脂、肥胖也是造成高血压的产生因素,西蓝花低钠、高钾、低脂、低热的特点正好满足高血压患者的需要。富含纤维素的西蓝花能有效降低肠胃对葡萄糖的吸收,进而降低血糖,有效控制糖尿病的病情。因此,西蓝花对伴有糖尿病、高脂血症、高血压病、冠心病的痛风患者尤为适宜。

冬天是吃西蓝花的最好季节。一般来说,西蓝花口感脆嫩,采用清炒、氽烫等方式都好吃。但烹调前的清洗工作很重要,第一步要先去除叶,依序分成小株,在大碗中放水加一匙食盐,把西蓝花放进去浸泡5分钟,接着再用水冲洗后沥干,放入滚盐水中烫熟,捞出时可将花蕾朝下放,水分会去除得比较彻底。

西蓝花不宜久贮。菜株的颜色浓绿鲜亮者为佳,若有泛黄现象,则表示已过度成熟或储藏太久。花球表面无凹凸、花蕾紧密结实的西蓝花品质较好。手感较沉重的西蓝花为良品,但是如果花球过硬、花梗特别宽厚结实的,则表示植株过老。若西蓝花带叶,那么叶片嫩绿、湿润的较新鲜。观察西蓝花梗的切口是否湿润,如果过于干燥则表示采收已久,不够新鲜。

54. 青椒对痛风患者有什么好处

青椒性热,味辛,具有温中、散寒,开胃、消食的功用。现代研究表明,青椒是低嘌呤食物,痛风患者经常食用有助于减缓症状。青椒能够促进脂肪的新陈代谢,防止体内脂肪积存。因此,伴有肥胖症的痛风患者经常食用青椒尤为适宜。

青椒可单炒、爆、熘。作辅料,可配主料炒、爆、拌,也可酿上馅心,如江苏的酿青椒,且有配色功用。

青椒虽可温中散寒,但具有较强的刺激性,容易引起口干、咳嗽、嗓子痛、大便干燥等。辣椒具有很强的刺激性,少食有健脾之功,吃多了辣的青椒极易造成口腔和胃黏膜充血,肠蠕动剧增,从而引起腹部不适。阴虚火旺、咳嗽者慎食;目疾及痔疮便秘者忌食。

55. 洋葱对痛风患者有什么好处

洋葱为百合科多年生草本植物洋葱的鳞茎,具有扑鼻的香气,是深受人们喜爱的一种调味蔬菜。

洋葱性温,味辛、辣,具有温肺化痰、解毒杀虫的功用。现代研究表明,洋葱是低嘌呤食物,痛风患者经常食用有助于减缓症状。洋葱能溶血栓,也能抑制高脂肪饮食引起的血胆固醇升高。洋葱中还含有一种能够降低血糖的物质甲苯磺丁脲,对肾上腺性高血糖有明显的降糖作用。洋葱中还含有前列腺素 A,而前列腺素 A 是较强的血管扩张剂,能降低外周血管阻力,使血压下降;它能增加肾血流量和尿量,促使钠和钾的排泄。洋葱内的槲皮苦素在人体黄酮醇的诱导作用下,可以成为一种药用配糖体,具有很强的利尿作用。因此,伴有高血压病、高血脂、糖尿病、冠心病的痛风患者宜经常食用洋葱。

洋葱甜润而白嫩,入馔多用作配料,偶可单独烹调成菜,还可用作调味底料。适宜于煎、炒、爆、氽、拌、炖、煮等烹调方法,刀工处理上可切成片、丝、小块、小丁、末等。洋葱之所以能烹调出浓郁的香气,是因为洋葱含有挥发性物质硫醇和多种不饱和的含硫芳香烃,一经高温烹调便香气四溢。在切洋葱时,它还能散发出有强烈刺激性的气体,能刺激人的眼睛流泪,这种刺激性的气味来源于二烯丙基二硫化物和二烯丙基硫醚,此二物能与泪水结合生成微量的硫酸和乙醛,令人双目难受和睁不开。为避免洋葱对眼睛的刺激,可把洋葱浸在水里切,使散发出的气体溶解

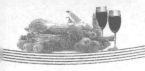

在水里。

食洋葱过多易产气,引起腹部胀气,其气味令人不快。

56. 葱对痛风患者有什么好处

葱性温,味辛,具有祛风发表、通阳发汗、清肺健胃、解毒消肿的功用。现代医学研究表明,葱是低嘌呤食物,痛风患者经常食用有助于减缓症状。利用葱提炼出的葱素对心脑血管硬化有较好的疗效。葱还有增强纤维蛋白溶解活性和降低血脂的作用,能消化凝血块,避免发生血栓。在吃油腻厚味食物后 2 小时,再适度吃葱,仍有降低胆固醇的作用。经常吃葱的人,胆固醇不易在血管壁上沉积,患动脉硬化、冠心病的机会比一般人要少得多。因此,伴有高脂血症、冠心病、脑血管意外的痛风患者宜经常吃葱。

葱香是挥发性物质,一受热便会发散出来,呈现浓郁的香味。所以,用葱花炸锅的时候特别香,但火候一过香味会随着挥发殆尽。大葱粗壮、肉嫩,便于加工成丝、末,可做凉菜的调料,若加工成段油炸后与主料一同烹制,葱香味便会与主料鲜味溶为一体。香葱经油煸炒之后,能够更加突出葱的香味,通常将其加工成丁、段、片、丝与主料同烹制;葱段可用于烧鱼、烧肉等烧菜;葱结可用于炖、焖、煨、焐菜;葱花可用于鱼、虾等蓉泥状菜,取其香而去其形。用葱与花椒、食盐同斩碎,可用于炸、煎类菜肴加热前码味;葱结和拍松的生姜片亦可用于香酥鸡等油炸菜的加热前码味。

葱有发汗作用,凡表虚多汗、阴虚有热者不宜多食葱。此外,皮肤病患者及有痤疮者亦不宜多食。不宜与蜂蜜共同内服。

57. 大蒜对痛风患者有什么好处

大蒜为百合科一二年生草本植物,大蒜的鳞茎其蒜叶和蒜苗均可作蔬菜食用。人们常喜欢把大蒜作为调料,因为炒菜做汤时加入适量的大蒜,能增加菜和汤的香味。

大蒜性温,味辛,具有杀虫除湿、温中消食、化食消谷、解毒、破恶血、攻冷积等功用。现代研究表明,大蒜是低嘌呤食物,痛风患者经常食用

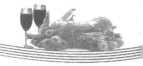

有助于减缓症状。冠心病患者服用大蒜油5个月,胆固醇可降低10%,三酰甘油可降低21%。大蒜可以预防脑血栓形成,糖尿病患者容易合并冠心病和脑血栓形成,大蒜素则能降低血糖,所以它对冠心病和血栓形成有预防作用。大蒜还由于含有一种配糖体而具有降压作用。因此,伴有糖尿病、冠心病、高脂血症、脑血管意外的痛风患者宜经常食用大蒜。

以蒜入馔用法很多,大蒜在烹饪中既可当蔬菜,又可作为调料。在制作咸味汁的菜肴中,加点大蒜可使菜肴散发香味,如烧茄子等。把大蒜蓉与葱段、生姜末、黄酒、淀粉等兑成汁,可用于溜炒类等佳肴。大蒜还可用于凉拌菜,把蒜瓣拍碎,放适量盐水。

大蒜是产热之品,食用过多会动火、耗血,并影响视力。阴虚火旺及慢性胃炎、溃疡病患者慎食。

58. 生姜对痛风患者有什么好处

生姜为姜科多年生草本植物姜的鲜根茎,呈黄色或灰白色。生姜是一种重要调料,可将自身的辛辣和芳香味渗入菜肴中,使之鲜美可口,味道清香。

生姜味辛,性微温,具有发汗解表、温中散寒、和胃止呕的功用。现代研究表明,生姜可以强心、软化血管、改善血液循环。生姜也是一种低嘌呤食物,痛风患者食之有助于减缓症状。

生姜是暖性食物,与凉性食物搭配可起到中和作用。生姜在烹饪中是最常用的调料。嫩姜皮薄肉嫩,纤维脆弱,含辣味成分较少,在烹饪中主要用于炒、拌、泡等技法,其菜肴的滋味香辣可口,独具一格。老姜皮厚肉粗,质地较老,水分亦少,辣味成分相对较多,烹饪中常用于去腥除膻,用时切片或用刀拍松,亦可取其浸泡的汁水使用。生姜作为调料的主要作用在于使菜肴辛辣增香,调和滋味。

生姜辛温,阴虚内热及邪热亢盛者忌食。生姜不宜多食。烂姜不宜食用。

59. 黑木耳对痛风患者有什么好处

黑木耳性平,味甘,具有补气益智,滋养强壮,补血活血,凉血止血,护肤美容,滋阴润燥,养胃润肠等功用。现代研究表明,黑木耳是低嘌呤食物,痛风患者经常食用有助于减缓症状。黑木耳中的一类核酸物质可显著降低血中胆固醇的含量。经常食用黑木耳还可抑制血小板凝集,对冠心病和心、脑血管病患者颇为有益。因此,黑木耳对伴有高脂血症、冠心病和脑血管意外的痛风患者尤为适宜。

黑木耳质嫩味美,可鲜食。干品以干燥、朵大、肉厚、黑亮者为佳。黑木耳可制作多种菜肴,用作主料或配料皆宜,多用来凉拌、炒菜、做汤或甜羹,入口柔脆滑爽,肉质细腻,风味独特。

黑木耳中常见掺伪物有盐、盐卤、矾、碱、糖、淀粉糊、尿素、木屑、砂土等。掺入黑木耳中的盐卤、矾、尿素等对人体健康有害。大便常稀溏者不宜食用黑木耳。

60. 杧果对痛风患者有什么好处

杧果性凉,味甘、酸,无毒,具有益胃止呕,解渴利尿,定眩止晕等功用。现代研究表明,杧果是低嘌呤食物,痛风患者经常食用有助于减缓症状。

杧果最宜鲜食,味似桃杏和菠萝。杧果树的鲜嫩叶还可当蔬菜食用,用其叶芽焖米饭,可使稻香添清香。

肾炎患者忌食杧果。杧果不宜一次食入过多,临床有过量食用杧果引致肾炎的报道;不宜与大蒜等辛辣食物同食,否则易致黄疸。

61. 橙子对痛风患者有什么好处

橙子性凉,味甘、酸,具有生津止渴,帮助消化,和胃止痛等功用。现代研究表明,橙子是低嘌呤食物,痛风患者经常食用有助于减缓症状。

橙子可鲜食,亦可加工成橙汁、果酒、橙饼、蜜饯等。

橙子破气,不宜多吃,免伤肝气。

62. 葡萄对痛风患者有什么好处

葡萄味甘、酸,性平,具有补气血,强筋骨,利小便等功用。早在《名医别录》中就记载:葡萄"逐水,利小便"。《百草镜》还说:葡萄"治筋骨湿痛,利水甚捷"。《滇南本草》又称它"大补气血,舒筋活络"。痛风为中医的风湿痹痛,故慢性痛风者食之尤宜。葡萄既是一种碱性水果,又是一种低嘌呤食物,有较多的果汁水分,这些都有利于痛风之人血尿酸的排除,从而达到减缓痛风症状的目的。

葡萄除供鲜食外,还可制作葡萄酒、汁、干和罐头等。也可成为茶、粥、羹、菜肴等食谱的原料。

葡萄营养丰富,糖多性温,多食会引起内热、便秘或腹泻、烦闷、眼暗,故不宜过多食用。《本草衍义补遗》中记载:"葡萄属,东南人食之多病热,西北人食之无恙,盖能下走渗道,西北人禀气厚故耳。"《补养方》中记载:"葡萄,甘、酸、温,多食令人卒烦眼暗。"《本草逢原》中记载:"多食令人泄泻。"

因葡萄属阴寒类食品,冬季食用对脾肾偏虚者多不适宜。葡萄宜饭后食用,也应少量食用,以免因为阴寒太盛而出现腹痛。

63. 石榴对痛风患者有什么好处

石榴性温,味甘、酸、涩,具有生津止渴、涩肠、止血、杀虫等功用。现代研究表明,石榴是低嘌呤食物,痛风患者经常食用有助于减缓症状。

石榴不仅能鲜食,也可加工成清凉饮料,用来酿酒则别具风味。也可作配料制成为粥、羹、菜肴等美食。

石榴性味温涩,泻痢初起及有实火实邪者忌食;石榴多食伤肺损齿;石榴酸涩有收敛作用,感冒及急性盆腔炎、尿道炎等患者慎食;大便秘结者忌食。

64. 桃子对痛风患者有什么好处

桃子性微温,味甘、酸,具有生津润肠,活血消积等功用。现代研究表明,桃子是低嘌呤食物,痛风患者经常食用有助于减缓症状。

桃子可鲜食,也可加工制成罐头、桃干、桃脯、桃酱、果酒、果汁等。桃仁可用于甜点、甜菜的配料。

桃子性微温,多食令人腹胀,生痈疖,凡内热有疮、面部痤疮之人宜少食。

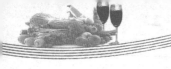
65. 枇杷对痛风患者有什么好处

枇杷性凉,味甘、酸,具有润肺、清肺、止咳、和胃、止渴、下气、止吐等功用。现代研究表明,枇杷是低嘌呤食物,痛风患者经常食用有助于减缓症状。

食用枇杷前应将其表面的绒毛揩尽,然后洗净。枇杷除可鲜食外,还可以加工成罐头、蜜饯、果酱和果酒等。

食用枇杷要有节制,过食枇杷易助湿生痰,继发痰热,故不可过量。此外,脾虚泄泻者忌食。

66. 菠萝对痛风患者有什么好处

菠萝性平,味甘、微酸,具有补益脾胃,生津止渴,除烦醒酒,益气养神等功用。现代研究表明,菠萝是低嘌呤食物,痛风患者经常食用有助于减缓症状。菠萝中的蛋白酶除了具有消化作用外,还能将阻塞于组织中的纤维蛋白和血块溶解掉。菠萝中含有利尿成分,食用菠萝对肾炎、高血压病患者有益。菠萝汁中含有一种酶,它不但可以使血凝块消散,还可以预防血凝块的形成。血凝块会导致血管阻塞,血液流回心脏受阻,可造成心脏病。美国科学家对 140 名患有心脏病的人进行了临床试验,给他们服用菠萝中的一种酶,两年试验结束后,发现因心脏病而死亡的人员由通常预测的 20% 减少到 2%。

食用菠萝应选择果形饱满、硕大、果身硬挺、果皮光洁、色泽鲜艳、清香四溢者为佳。菠萝香甜多汁,食用方法一般为生食,除生食之外,亦可制罐头、蜜饯、果酱等,还可与鱼肉等荤素菜配成多种美味佳肴。

一些对菠萝过敏的人在食用菠萝后会引起中毒,也就是通常所说的"菠萝病"。患者一般在食用菠萝后 15 分钟或 1 小时左右出现腹痛、呕吐、腹泻、头痛、头晕、皮肤潮红、全身发痒、口舌及四肢发麻等过敏性症状,甚至会出现呼吸困难和过敏性休克。菠萝的菠萝蛋白酶能作用于肠道,引起肠黏膜通透性增加,使得肠胃中的大分子异种蛋白渗入血液中,从而引起过敏反应。因此,食用菠萝前应用食盐水浸泡 24 小时,食盐水可破坏菠萝蛋白酶的活性,避免引起菠萝病。由于菠萝蛋白酶能溶解纤

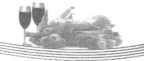

维蛋白和酪蛋白,故胃溃疡患者、肾脏病患者及血液凝血功能不全的人,均不宜过多食用菠萝,以免病重加重。

67. 李子对痛风患者有什么好处

李子性平,味甘酸,具有清肝涤热,生津利水等功用。现代研究表明,李子是低嘌呤食物,痛风患者经常食用有助于减缓症状。

李子除供鲜食外,还可制作蜜饯、李脯、话李、李干、果酒、罐头及粥羹、饮料等食谱。

食用李子应有节制,多食易助湿生痰。脾胃虚弱者亦不宜多食。

68. 茶对痛风患者有什么好处

茶叶味甘苦而涩,绿茶性凉,红茶性温,具有清热除烦、利尿止渴、提神醒脑、生津止渴、降火化痰、消食解毒等功用。现代研究表明,茶叶是低嘌呤食物,痛风患者经常饮用有助于减缓症状。适量饮茶可以消脂减肥,美容健身,具有抗菌解毒、抗御原子能辐射、增强微血管的弹性、预防心血管病、兴奋神经系统、加强肌肉收缩力等功用。

茶叶也是一种重要的调料,用茶叶作调料制成的菜肴有多种,从最初的五香茶叶蛋已逐步发展成多种佳肴。

饮茶忌过浓、过量,忌空腹饮茶。进补后忌立即饮茶。忌饮有异味的茶。忌饮隔夜茶。

69. 蜂蜜对痛风患者有什么好处

蜂蜜性平,味甘,具有补中、润燥、止痛、解毒等功用。《神农本草经》中将蜂蜜列为药中上品,认为蜂蜜"味甜,无毒,主治心腹邪气"。明代李时珍认为,"蜂蜜入药之功有五:清热也,补中也,解毒也,润燥也,止痛也。生则性凉,故能止心腹肌肉疮疡之痛。和可以致中,故能调和百药,而与甘草同功"。现代研究表明,蜂蜜是低嘌呤食物,痛风患者经常食用有助于减缓症状。常食蜂蜜可促进人体组织的新陈代谢,增进食欲,改善血液循环,恢复体力,消除疲劳,增强记忆。

蜂蜜早已成为广泛供应的营养食品,同时也是烹饪中所用的一种甜味调料,广泛应用于制作糕点和一些风味菜肴。蜂蜜在烹调中多用于甜味菜点,也可用于咸味菜点,可起到矫味、调味、增色的作用。在技法上多见于蜜汁,亦见于烧、焖、蒸、扒等烹法,或清甜脆口,或香甜味鲜,各具特色。

蜂蜜因能助湿,令人中满,且可滑肠,因此有湿热痰滞,胸闷不宽,便溏或泄泻者忌服。蜂蜜忌煮沸,忌用沸水冲泡,以免破坏其中的营养成分。

70. 薏苡仁对痛风患者有什么好处

薏苡仁味甘、淡,性凉,具有利水渗湿、健脾除痹、清热排脓、助运止泻等功能。薏苡仁生用偏于清热利湿,炒用可健脾止泻。现代研究表明,薏苡仁是一种低嘌呤食物,痛风患者经常食用有助于减缓症状。薏苡仁在禾本科植物中是最富滋养且易于消化的谷物。薏苡仁的抗癌有效成分为"薏苡仁脂""薏苡仁内脂"两种。薏苡仁脂能抑制艾氏腹水癌细胞的生长。薏苡仁能增加激素调节功能和促进免疫系统和酶系统功能,对于细胞免疫、体液免疫有促进作用。

薏苡仁可以当粮食吃,是一种很好的杂粮品种之一。取适量的薏苡仁和粳米,两者的比例约为3∶1,薏苡仁先用水浸泡4小时,粳米浸泡30分钟,然后两者混合,加水一起熬煮成粥。薏苡仁煮熟后,其味道与普通粳米相似,又容易消化吸收。煮粥既可充饥,又有滋补作用。薏苡仁为清补利湿之品,功能健脾渗湿,含丰富的营养成分,且具抗疲劳作用,故在养生保健食疗中常被应用。

津液不足者忌用。薏苡仁性较滑利,孕妇慎用。

71. 海蜇对痛风患者有什么好处

海蜇是腔肠动物门水母科海蜇属动物。又称面蜇、水母、石镜。海蜇分伞部和口腕两部分,伞部呈半球状,外伞表面光滑。最大的海蜇直径可达1米。我国沿海各省均产。鲜海蜇经明矾或盐处理,除去水分后再放些盐,即为成品。成品伞部称海蜇皮,口腕部称海蜇头。

海蜇味咸,性平,具有清热解毒、化痰软坚、祛风除湿、消积润肠等功

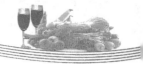

效。现代研究表明,海蜇是低嘌呤食物,痛风患者经常食用有助于减缓症状。

选购时以乳白或淡黄色、无体内红皮、有光泽、气味清新无异味、肉质厚实均匀有弹性、嚼之松脆爽口者为好。泡发时先剥去海蜇皮上的红膜,放在盆内,用清水反复漂洗,直至泥沙除尽。改刀后再用热水烫一下,捞出后再多次漂洗,然后用清水浸泡,待海蜇达到脆嫩时即可凉拌食用。

脾胃虚寒者不宜多食。

72. 山药对痛风患者有什么好处

山药性平,味甘,具有健脾补肺,固精益肾的功用。山药是固肾的食物,而固肾的食物有助于排泄尿酸。现代医学认为,山药中的黏液蛋白质能预防心血管系统的脂肪沉积,保持血管的弹性,防止动脉硬化过早发生,减少皮下脂肪沉积,避免出现肥胖。山药中所含的多巴胺能扩张血管,改善血液循环。山药自古便是治疗糖尿病的药食两用佳品。因此,山药对伴有肥胖症、高脂血症、糖尿病的痛风患者尤为适宜。

山药质地细嫩,肉色洁白,可以制作菜肴,既可用作主料,又可与其他食物配伍,制成多种滋补性菜肴。山药可加工成块条、段、片、丁,适宜于煮、炸、炒、扒、蜜汁、拔丝等烹调方法,咸甜皆宜,具有肥浓不腻,香甜软嫩的特色。

山药有一定的收敛作用,凡有实邪、湿热及大便燥结者不宜食用。山药不宜与碱性的食物或药物混用,以免使山药所含的淀粉酶失效。

73. 茯苓对痛风患者有什么好处

茯苓为多孔菌科寄生植物茯苓的干燥菌核,寄生于赤松、马尾松的树根上,多为不规则的块状、球形、扇形、长圆形或长椭圆形等。切取外皮者,称茯苓皮。切取内层带淡红色者,称赤茯苓。切取赤茯苓后的白色部分称白茯苓。抱根而生的白色部分较名贵,称为茯神。

茯苓性平,味甘淡,具有利水渗湿、健脾补中、宁心安神的功用。中医学认为,茯苓是固肾的食物,而固肾的食物有助于排泄尿酸。现代研究表明,茯苓有利尿、降血糖、抗菌作用,能促进尿酸的排出,因此对痛风患者有益。

茯苓不仅仅是滋补佳品,可供食用,而且是一种常用的药食兼用之品。茯苓可磨粉与主粮混食。南美洲和美国南部黑人,亦有把茯苓烧后食用的习惯。另外,茯苓还可制成各种食品,茯苓粉、茯苓糕、茯苓饼、茯苓粥、茯苓酒、茯苓蜜糖浆,还有美容用的茯苓霜等。

虚寒精滑、气虚下陷者慎食茯苓。

74. 芦笋对痛风患者有什么好处

芦笋性寒,味苦、甘,有健脾益气、滋阴润燥、生津止渴、利尿解毒、抗癌的作用。根据中国药科大学叶橘泉教授的经验,芦笋能溶石,适宜于尿酸性疾病及痛风者食用。经常食用可助消化、增食欲、提高机体免疫能力、排除体内自由基等有害物质、抑制癌细胞的活力,对心脏病、高血压病、心动过速、疲劳症、水肿、膀胱炎、排尿困难等病症也有一定的疗效。

食用部位为柔嫩的幼茎。绿芦笋适宜鲜食,质地脆嫩、味浓、清香、风味好,可做汤料、可炒、煮、炖、炸或凉拌;白芦笋适合加工做罐头。芦笋烹调前,先切成条,用清水浸泡 20～30 分钟,以去苦味。

芦笋虽好,但不宜生吃,也不宜存放 1 周以上才吃。

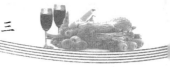
三、饮食治疗痛风

（一）痛风患者的食疗原则

痛风患者应遵守以下饮食原则。

（1）保持理想体重，超重或肥胖者就应该减轻体重。不过，减轻体重应循序渐进，否则容易导致酮症或痛风急性发作。

（2）限制高嘌呤食物。过去主张用无嘌呤的饮食或严格限制富含嘌呤的食物，在限制嘌呤时，也限制了蛋白质，长期食用对全身营养带来不良的影响。目前主张根据不同的病情，决定膳食中的嘌呤含量，限制含嘌呤高的食物。急性痛风时，每天嘌呤量应控制在 150 毫克以下，以免增加外源性嘌呤的摄入。禁止食用含嘌呤高的食物，如动物的肝、腰、胰，沙丁鱼，凤尾鱼，鳃鱼，鲭鱼，肉汁，小虾，肉汤，扁豆，干豆类。

（3）蛋白质可根据体重，按照比例来摄取，1 千克体重应摄取 0.8～1 克的蛋白质，并以牛奶、鸡蛋为主。如果是瘦肉、鸡鸭肉等，应该煮沸后去汤食用，避免吃炖肉或卤肉。

（4）限制脂肪摄入量。为了促进尿酸的正常排泄，主张用中等量或较低量的脂肪，一般每日摄入量按每千克体重 0.6～1 克为宜。痛风并发高脂血症者，脂肪摄取应控制在总热能的 20%～25%。在烹调肉时，应先用水焯一下捞出，肉中的嘌呤可部分排出，因而降低了肉食中的嘌呤量。在限制总热能的同时，患者的体重会有所变化，但切忌减得太猛，因突然减少热能的摄入，会导致酮血症。酮体和尿酸相继排出，使尿酸排出减少，能够促进痛风的急性发作。

（5）糖类可促进尿酸排出，患者可食用富含糖类的米饭、馒头、面食

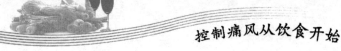

等。糖类的摄入应加以控制,痛风患者每日按每千克体重 4~5 克为宜,占总热能的 50%~55%。

(6)控制总热能。痛风症与肥胖、糖尿病、高血压及高脂血症等关系密切。痛风症患者糖耐量减退者占 7%~74%,高三酰甘油血症者达 75%~84%。因痛风患者多伴有肥胖、高血压和糖尿病等,故应降低体重、限制热能,体重最好能低于理想体重的 10%~15%。热能根据病情而定,一般为 6 270~7 524 千焦。切忌减重过快,应循序而进。减重过快促进脂肪分解,易诱发痛风症急性发作。

(7)供给充足的维生素和碱性食物。膳食中的维生素一定要充足,许多蔬菜和水果是碱性食物,能够碱化尿,又能供给丰富的维生素和无机盐。同时可选用碳酸氢钠等药,使尿液碱性化,防止泌尿系结石。

(8)慢性痛风或缓解期的痛风,应给予平衡饮食,可以适当放宽嘌呤摄入的限制,可自由选食含嘌呤少的食物,嘌呤的每日含量应在 75 毫克以内,维持理想的体重,瘦肉煮沸去汤后与鸡蛋、牛奶交替食用,防止过度饥饿,平时应注意多饮水,少用食盐和酱油。

(9)过去曾经有人建议禁用咖啡、茶和可可,因为它们含有可可碱、茶叶和咖啡碱可诱发痛风。但经动物实验证明,可可碱、茶叶碱和咖啡碱在人体代谢中生成甲基尿酸盐,并非是引起痛风的尿酸盐,而甲基尿酸盐并不沉积在痛风石中。因此,认为禁用咖啡、茶叶和可可缺少一定的科学根据,目前认为可以选用咖啡、茶叶和可可,但要适量。

(10)大量喝水,每日饮水量推荐为 3 000 毫升,可起到增加尿量(最好每天保持 1 500 毫升左右的排尿量),促进尿酸排泄及避免泌尿系结石形成的作用。

(11)酒精容易使体内乳酸堆积,对尿酸排出有抑制作用,易诱发痛风。啤酒最容易导致痛风发作,应绝对禁止。

(12)少用强烈刺激的调味品或香料。中医强调避免刺激性的饮料。碱性饮料,如苏打水等可以碱化尿液,有助于尿酸排泄。

(13)多吃蔬菜、水果。果蔬中除了菠菜、豆苗、黄豆芽、绿豆芽、菜花、紫菜、香菇的嘌呤量高外,其他皆可放心食用。

(14)不宜使用抑制尿酸排出的药物。

（二）控制痛风茶饮方

 姜汁蜂蜜饮

【组　成】　鲜生姜 20 克，蜂蜜 30 克。

【制　法】　将鲜生姜洗净，切片，加温开水适量，在容器中捣烂取汁，兑入蜂蜜，调匀即成。

【用　法】　经常饮用。

【功　用】　补脾温胃，降低尿酸。适用于痛风，胃寒呕吐等。

 香蕉山楂饮

【组　成】　香蕉 50 克，生山楂 30 克，大枣 60 克，红糖 15 克。

【制　法】　将生山楂、大枣分别洗净，然后与香蕉、红糖一同入锅，加水 1 000 毫升，熬至 250 毫升即成。

【用　法】　代茶饮用。

【功　用】　理气消食，利膈化瘀，降低尿酸。适用于痛风，食欲不振等。

 陈 皮 茶

【组　成】　陈皮 10 克，茶叶 3 克，白糖 25 克。

【制　法】　先取杯放入茶叶，用开水泡开，然后过滤。另取杯，将陈皮撕成小块放入杯中，用开水冲泡，然后将杯子盖严，使味进入水中；陈皮液过滤后加白糖，与茶叶混合，冷却后放入冰箱内即成。

【用　法】　代茶饮用。

【功　用】　顺气健胃，降低尿酸。适用于痛风，消化不良，脘腹痞满，嗳气等。

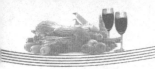

 陈皮山楂饮

【组　成】　陈皮10克,山楂、白糖适量。

【制　法】　将陈皮洗净,和山楂一起放入锅中,加适量水上火煮,25分钟后,离火,去渣,加白糖稍搅拌即成。

【用　法】　代茶饮用。

【功　用】　健脾化浊,降低尿酸。适用于痛风。

 橘杏丝瓜饮

【组　成】　橘皮20克,杏仁15克,丝瓜250克,白糖、食盐各适量。

【制　法】　将橘皮、杏仁、丝瓜择洗干净,放入锅中加适量水,置火上煮开,去渣,加白糖、食盐即成。

【用　法】　代茶饮用。

【功　用】　清暑解热,化痰理气,活血行气,降低尿酸。适用于痛风,消化不良,脘腹痞满,嗳气,热病后津液不足,咳嗽气喘等。

 橘核饮

【组　成】　橘核3个,红糖20克。

【制　法】　将橘核洗净,放入锅中,加水适量,置火上,煮开后加红糖适量,待白糖化后即成。

【用　法】　代茶饮用。

【功　用】　温肝散气,降低尿酸。适用于痛风,疝气,脘腹痞满等。

 柑枣饮

【组　成】　柑1个,大枣5枚,冰糖适量。

【制　法】　将柑去皮,捣碎,放入锅中,加适量水,再放入洗干净的

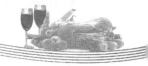

大枣,置火上煮至快熟时,加入冰糖,待冰糖溶化即成。

【用　法】　代茶饮用。

【功　用】　生津健脾,降低尿酸。适用于痛风,胸热烦满,食少气逆等。

 橙　饮

【组　成】　橙子150克,橙子汁15克,白糖25克,矿泉水适量。

【制　法】　将橙子去皮,切成小块放入容器内,撒上白糖,倒入橙子汁、矿泉水即成。

【用　法】　代茶饮用。

【功　用】　消暑解毒,降低尿酸。适用于痛风,食积腹胀,食鱼蟹中毒等。

桃花瓜仁茶

【组　成】　桃花5克,冬瓜仁5克。

【制　法】　将桃花、冬瓜仁放入茶杯中,用沸水冲泡,加盖闷5分钟。

【用　法】　代茶饮用。

【功　用】　祛风活血,降低尿酸。适用于痛风。

桃　饮

【组　成】　鲜桃子2个,桃子汁150克,白糖50克。

【制　法】　将桃子洗净,去皮和核,切碎,放入容器内,撒上糖拌匀,再加桃汁拌匀,封口,放置阴凉处3小时即成。

【用　法】　代茶饮用。

【功　用】　健脾养胃,清热解暑,降低尿酸。适用于痛风,中暑等。

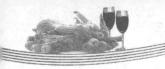

菠萝柠檬茶

【组　成】　菠萝汁 25 克,柠檬 1 片,白糖 30 克,红茶 10 克。

【制　法】　先取杯放入红茶用热水冲开,加入白糖,待凉后放入菠萝汁搅匀,最后放入柠檬片,加入冰块即成。

【用　法】　代茶饮用。

【功　用】　提神解乏,降低尿酸。适用于痛风。

芹枣茶

【组　成】　大枣 100 克,芹菜 500 克。

【制　法】　将大枣、芹菜放入锅中,加水煮汤。

【用　法】　代茶饮用。

【功　用】　和胃养血,平肝降压,降低尿酸。适用于痛风,胃虚食少,倦怠乏力,血虚萎黄等。

大枣糖茶

【组　成】　大枣 10 克,茶叶 5 克,白糖 10 克。

【制　法】　将茶叶用沸水冲泡,取茶汁;将大枣洗净,加白糖和水,共煮至枣烂,倒入茶汁混匀即成。

【用　法】　代茶饮用。

【功　用】　补血养精,健脾和胃,降低尿酸。适用于痛风,心悸怔忡,妇女脏躁等。

大枣姜糖茶

【组　成】　大枣 60 克,老姜 15 克,绿茶 1 克,红糖 60 克。

【制　法】　将大枣、老姜、绿茶放入锅中,加水煎汤,调入红糖即成。

【用　法】　代茶饮用。

【功　用】　补中益气,温胃散寒,降低尿酸。适用于痛风,胃虚食少,脾弱便溏,倦怠乏力等。

大枣黑木耳茶

【组　成】　大枣20克,黑木耳30克。

【制　法】　将大枣、黑木耳洗净,放入锅中,加水浓煎,取汁即成。

【用　法】　代茶饮用。

【功　用】　补中益气,养血止血,降低尿酸。适用于痛风,胃虚食少,脾弱便溏,倦怠乏力,血虚萎黄,妇女脏躁等。

大枣猕猴桃茶

【组　成】　大枣25克,猕猴桃100克,红茶3克。

【制　法】　将大枣、猕猴桃洗净,放入锅中,加入清水1 000毫升,煮至500毫升,再加入红茶煮1分钟即成。

【用　法】　代茶饮用。

【功　用】　健脾益气,解毒抗癌,降低尿酸。适用于痛风,胃虚食少,脾弱便溏等。

桂圆大枣茶

【组　成】　桂圆30克,大枣25克,红糖适量。

【制　法】　将桂圆、大枣加水煮20分钟,加糖调匀即成。

【用　法】　代茶饮用。

【功　用】　补气健脾,养血安神,降低尿酸。适用于痛风,心悸怔忡,失眠健忘,脾虚腹泻等。

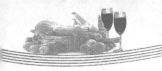

苦瓜绿茶

【组　成】　苦瓜1个(约200克),绿茶3克。

【制　法】　将苦瓜上端切开,挖去瓜瓤,装入绿茶,挂在通风处阴干,用时取下洗净,连同茶叶切碎,混匀,装瓶保存,每次取10克,沸水冲泡,约闷20分钟即成。

【用　法】　代茶饮用。

【功　用】　清热解暑,除烦明目,降低尿酸。适用于痛风,中暑等。

莲心茶

【组　成】　莲心3克,绿茶3克。

【制　法】　将莲心、绿茶放入茶杯中,加入沸水冲泡,加盖闷5～10分钟即成。

【用　法】　代茶饮用。

【功　用】　清心去热,止血涩精,降低尿酸。适用于痛风。

香蕉茶

【组　成】　香蕉50克,茶叶3克,蜂蜜15克。

【制　法】　将茶叶放入茶杯中,加入沸水冲泡,然后将香蕉去皮,研碎,将蜂蜜调入茶水中。

【用　法】　代茶饮用。

【功　用】　润燥滑肠,平肝降压,降低尿酸。适用于痛风,高血压病等。

芹菜大枣茶

【组　成】　芹菜250克,大枣10枚,绿茶3克。

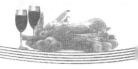

【制　法】　将芹菜、大枣、绿茶放入锅中,加水煎取汁液,代茶饮。

【用　法】　代茶饮用。

【功　用】　平肝降压,和中养血,清热利湿,降低尿酸。适用于痛风,高血压病等。

泽泻乌龙茶

【组　成】　泽泻 15 克,乌龙茶 3 克。

【制　法】　将泽泻加水煮沸 20 分钟,取药汁冲泡乌龙茶即成。

【用　法】　代茶饮用。

【功　用】　护肝消脂,利湿减肥,降低尿酸。适用于痛风,肥胖症,脂肪肝,高脂血症等。

陈葫芦茶

【组　成】　茶叶 3 克,陈葫芦 15 克。

【制　法】　将茶叶与研为粗末的陈葫芦一同放入茶杯中,加入沸水冲泡,盖上茶杯盖闷 15 分钟即成。

【用　法】　代茶饮用。

【功　用】　利水降脂,降低尿酸。适用于痛风,肥胖症,脂肪肝,高脂血症等。

薏苡仁大枣绿茶

【组　成】　薏苡仁 60 克,大枣 30 克,绿茶 3 克。

【制　法】　将茶叶用沸水冲泡 5 分钟,取汁;将薏苡仁与大枣加水煮熟成粥状,兑入茶汁和匀即成。

【用　法】　代茶温饮。

【功　用】　健脾利湿,解毒化浊,降低尿酸。适用于痛风。

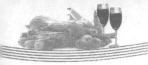

荞麦蜜茶

【组　成】　荞麦面 120 克,茶叶 6 克,蜂蜜 60 克。

【制　法】　将茶叶碾成细末,与荞麦面、蜂蜜混匀备用。每次取 20 克,用沸水冲泡。

【用　法】　代茶饮。

【功　用】　润肺止喘,降气宽肠,降低尿酸。适用于痛风,咳喘病等。

香蕉蜜茶

【组　成】　香蕉 50 克,茶叶、蜂蜜各适量。

【制　法】　将茶叶放入茶杯中,用开水泡好;香蕉研碎,加到等量茶水中,再加蜂蜜适量即成。

【用　法】　代茶饮。

【功　用】　清热解毒,润肺滑肠,降低尿酸。适用于痛风,咳嗽,便秘等。

白萝卜蜜饮

【组　成】　新鲜白萝卜汁 500 克,蜂蜜 30 克。

【制　法】　将白萝卜洗净,切碎,榨取汁液,放入锅内,加入蜂蜜,用小火煮沸即成。

【用　法】　代茶饮。

【功　用】　消食化痰,顺气醒酒,解毒散瘀,利尿止渴,降低尿酸。适用于痛风,咳嗽,小便不利等。

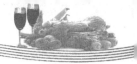

马铃薯蜂蜜饮

【组　成】　鲜马铃薯 50 克,蜂蜜适量。

【制　法】　将鲜马铃薯洗净连皮切碎,捣烂,用消毒纱布绞汁,加入蜂蜜搅匀即成。

【用　法】　代茶饮。

【功　用】　健脾和胃,养血生肌,降低尿酸。适用于痛风。

红茶蜜饮

【组　成】　红茶 5 克,蜂蜜适量。

【制　法】　将红茶放入茶杯中,加沸水冲泡 10 分钟,调入蜂蜜即成。

【用　法】　代茶饮。

【功　用】　温中和胃,降低尿酸。适用于痛风。

木瓜蜜饮

【组　成】　木瓜 1 个,蜂蜜 50 克。

【制　法】　将木瓜洗净,去皮去子,切成小块,放入锅中,加水适量,煨煮至熟后调入蜂蜜适量,小火煮沸 20 分钟,出锅即成。

【用　法】　佐餐食用。

【功　用】　滋润五脏,祛湿舒筋,降低尿酸。适用于痛风。

牛奶葱白蜜饮

【组　成】　牛奶 250 克,葱白 100 克,蜂蜜 100 克。

【制　法】　将葱白洗净,捣烂取汁,牛奶与蜂蜜共煮沸,加入葱汁再煮至沸即成。

【用　法】　代茶饮。

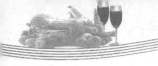

【功　用】　补虚通便,降低尿酸。适用于痛风,便秘等。

姜汁小麦蜜饮

【组　成】　生姜汁50克,小麦10克,蜂蜜50克。

【制　法】　将小麦加水适量,煎煮至减半,去渣取汁,加入生姜汁、蜂蜜和匀即成。

【用　法】　每日服1剂,分3次于饭前空腹温饮。

【功　用】　通淋利尿,降低尿酸。适用于痛风。

葡萄藕汁蜜饮

【组　成】　鲜葡萄1 000克,藕汁500克,蜂蜜150克。

【制　法】　将鲜葡萄洗净,榨汁,再与藕汁、蜂蜜一同入锅,微火煮3沸即成。

【用　法】　空腹服用15～20克。

【功　用】　滋阴通淋,降低尿酸。适用于痛风。

白果蜜糖饮

【组　成】　白果60克,白糖40克,蜂蜜适量。

【制　法】　将白果去衣捣蓉,加白糖调匀,再加开水和蜂蜜冲调即成。

【用　法】　代茶饮。

【功　用】　补肾固涩,补肺定喘,降低尿酸。适用于痛风,咳嗽,遗精,早泄等。

李蜜饮

【组　成】　李子5枚,蜂蜜25克,牛奶100克。

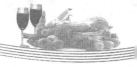

【制　法】　将李子洗净,切半,去核,再与蜂蜜、牛奶一同放入锅内,煮沸即成。

【用　法】　代茶饮。

【功　用】　清肝益胃,生津润燥,降低尿酸。适用于痛风。

　　　　白茄子蜜饮　　　　

【组　成】　白茄子60克,蜂蜜30克。

【制　法】　将茄子去蒂,洗净,切成小块,放入锅中,加水500毫升,用大火煮开后转用小火煮烂,去渣后调入蜂蜜即成。

【用　法】　代茶饮,每日服2次。

【功　用】　清热解毒,活血止痛,利尿消肿,降低尿酸。适用于痛风,小便不利等。

　　　　刺梨蜜饮　　　　

【组　成】　鲜刺梨200克,蜂蜜50克。

【制　法】　将鲜刺梨去杂,洗净,放入锅中,加水适量,煮沸20分钟,去渣后加入蜂蜜煮沸即成。

【用　法】　代茶饮。

【功　用】　补中润燥,止痛解毒,降低尿酸。适用于痛风。

　　　　松子核桃蜜饮　　　　

【组　成】　松子仁30克,核桃仁30克,蜂蜜30克。

【制　法】　将松子仁、核桃仁分别用开水浸泡,去皮,放在一起捣烂,放在碗中,加入蜂蜜调匀。

【用　法】　分2次用开水冲散,代茶饮。

【功　用】　补肾养血,降低尿酸。适用于痛风。

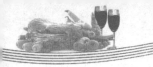

番茄蜜汁

【组　成】　新鲜番茄 2 个,蜂蜜 30 克。

【制　法】　将番茄洗净,切成厚片,置于碗中,加入蜂蜜,拌匀,腌 1～2 小时,待番茄汁水大部分浸出时即成。

【用　法】　代茶饮。

【功　用】　和血脉,降血压,生津开胃,清热解毒,降低尿酸。适用于痛风,高血压病,冠心病等。

枸杞叶蜜汁

【组　成】　鲜枸杞叶 50 克,苹果 200 克,胡萝卜 150 克,蜂蜜 30 克。

【制　法】　将鲜枸杞叶、苹果、胡萝卜洗净,苹果去皮去核,均切成小片或丝,一同放入果汁机中,加入少量凉开水搅拌成汁,用过滤器取汁,放入玻璃杯中,再加蜂蜜调匀即成。

【用　法】　代茶饮。

【功　用】　清热明目,强精健体,降低尿酸。适用于痛风。

茯苓菊花茶

【组　成】　茯苓 15 克,菊花 3 克。

【制　法】　将茯苓、菊花共捣碎,放入有盖茶杯中,用沸水冲泡。

【用　法】　代茶频饮。

【功　用】　补脾益肾,健脾养血,降低尿酸。适用于痛风。

茯苓松子茶

【组　成】　白茯苓 30 克,松子仁 30 克,柏子仁 30 克,蜂蜜适量。

【制　法】　将白茯苓、松子仁、柏子仁分别去杂洗净,茯苓切片,一

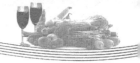

同放入锅内,大火煮沸,改用小火煮 1 小时,加蜂蜜煮沸即成。

【用　法】　代茶饮。

【功　用】　养心安神,养阴润肺,降低尿酸。适用于痛风。

(三)控制痛风米粥方

 韭菜子粥

【组　成】　韭菜子 8 克,粳米 60 克,食盐适量。

【制　法】　将韭菜子研细末,以米煮粥,待粥沸后,加入韭菜子末及食盐,同煮为稀粥食用。

【用　法】　早晚餐食用。

【功　用】　补益肝肾,降低尿酸。适用于痛风,勃起功能障碍等。

 柿叶山楂粥

【组　成】　柿叶 10 克,山楂 12 克,粳米 100 克。

【制　法】　将柿叶、山楂加水煎取药汁,加入淘净的粳米之中,下锅,再加适量水煮熬成粥。

【用　法】　早晚餐食用。

【功　用】　降压降脂,降低尿酸。适用于痛风,尤其适合于伴有高血压病、高脂血症者。

 焦三仙粥

【组　成】　焦山楂 30 克,焦麦芽 30 克,焦谷芽 30 克,粳米 50 克。

【制　法】　将焦山楂、焦麦芽、焦谷芽与洗净的粳米同入锅中,加水煮成稠粥。

【用　法】　早晚餐食用。

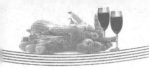
【功　用】　消食和胃,降低尿酸。适用于痛风,消化不良等。

荷叶粥

【组　成】　粳米 200 克,荷叶 30 克,白糖 80 克。

【制　法】　将粳米淘洗干净,荷叶切成小块,洗净备用。把荷叶放入温水锅内煮至水发绿。水沸后,取出荷叶,下米入锅煮粥,开锅后用小火煮至粳米开花,盛入碗内,加入白糖即成。

【用　法】　早晚餐食用。

【功　用】　开胃清热,降低尿酸。适用于痛风,并可预防中暑。

冬瓜玉米面粥

【组　成】　玉米面 50 克,新鲜连皮冬瓜 100 克。

【制　法】　将新鲜连皮冬瓜洗净,切块,放入砂锅内,加入清水适量,撒入玉米面,以小火煮粥,煮至瓜烂粥熟即成。

【用　法】　早晚餐食用。

【功　用】　清热利尿,降低尿酸。适用于痛风,对伴有单纯性肥胖症、脂肪肝的患者尤为适宜。

粟米粥

【组　成】　粟米 200 克,白糖适量。

【制　法】　将粟米淘洗干净,放入锅内,一次加足水,用大火煮开,转小火熬至黏稠即成。食时调入白糖。

【用　法】　早晚餐食用。

【功　用】　益脾和胃,滋阴止泻,降低尿酸。适用于痛风,腹泻等。

水果什锦粥

【组　成】　糯米 200 克,橘子、菠萝、梨、青梅、香蕉、樱桃、白糖各适量。

【制　法】　将糯米淘洗干净;橘子剥去外皮,取橘瓣备用;菠萝去皮,切成小块;香蕉去皮,切成小块;梨洗净,去皮,切成小块。将糯米放入锅内,加入清水,置火上煮至米开花粥黏稠时,加入白糖调味,离火。将橘瓣、菠萝块、梨块、青梅、香蕉块拌入粥内,再在每碗粥内放 3 个红樱桃即成。

【用　法】　早晚餐食用。

【功　用】　滋阴生津,降低尿酸。适用于痛风。

 ## 大 麦 粥

【组　成】　大麦仁 50 克,红糖适量。

【制　法】　将研碎大麦仁,用水煮成粥后,放入适量红糖搅匀即成。

【用　法】　早晚餐食用。

【功　用】　补气养胃,消胀除烦,降低尿酸。适用于痛风,消化不良。

 ## 糯米麦粥

【组　成】　大麦仁 100 克,糯米 150 克,花生仁 100 克,白糖适量。

【制　法】　将大麦仁、糯米、花生仁分别去杂,洗净。先把大麦仁、花生仁放入锅内,加入适量水,待麦粒煮至将开花时,加入糯米,煮沸后,再用小火煮 30 分钟左右,加白糖调味,待再煮沸即成。

【用　法】　早晚餐食用。

【功　用】　健脾和胃,补肺宽肠,降低尿酸。适用于痛风,便秘等。

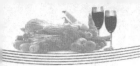
大麦马铃薯粥

【组　成】　马铃薯 500 克，大麦仁 100 克，食盐、葱花、植物油各适量。

【制　法】　将马铃薯去皮，洗净，切小丁；大麦仁去杂，洗净。炒锅上火，放油烧热，下葱花煸香，加入适量水，放入大麦仁煮至沸，加入马铃薯丁煮至成粥，加食盐调味即成。

【用　法】　早晚餐食用。

【功　用】　和胃调中，健脾益气，降低尿酸。适用于痛风，便秘等。

小麦大枣桂圆粥

【组　成】　小麦 50 克，大枣 5 枚，桂圆肉 15 克，白糖 20 克，糯米 100 克。

【制　法】　将小麦淘洗干净，加热水浸涨，倾入锅中煮熟取汁水，加入淘洗干净的糯米、洗净去核的大枣和切碎的桂圆肉，用大火煮开后转用小火熬煮成稀粥，起锅时加入白糖即成。

【用　法】　早晚餐食用。

【功　用】　养心益肾，清热止汗，补益脾胃，除烦止渴，降低尿酸。适用于痛风，以及盗汗自汗、失眠、更年期综合征等。

麦片百合粥

【组　成】　燕麦片 100 克，百合 25 克。

【制　法】　将百合加水 500 毫升煮熟，撒入麦片搅匀，煮沸 3～5 分钟即成。也可加白糖调味。

【用　法】　早晚餐食用。

【功　用】　润肺化痰，补虚敛汗，降低尿酸。适用于痛风，支气管炎等。

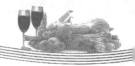

 ## 燕麦赤豆粥

【组　成】　燕麦片 100 克,赤豆 50 克。

【制　法】　将赤豆去杂,洗净,放铝锅内,加水适量,煮至赤豆熟而开花,下入燕麦片搅匀即成。

【用　法】　早晚餐食用。

【功　用】　利水除湿,消肿解毒,降低尿酸。适用于痛风。

 ## 燕麦玉米粥

【组　成】　燕麦仁 100 克,玉米粉 150 克。

【制　法】　将燕麦仁去杂,洗净,放入锅内,加水适量,煮至熟而开花,将用凉水调成的稀玉米糊徐徐倒入锅内,用勺不停搅匀,煮沸后改为小火稍煮,即可出锅。

【用　法】　早晚餐食用。

【功　用】　调中开胃,降低血脂,降低尿酸。适用于痛风,高脂血症。

 ## 高粱米粥

【组　成】　高粱米 200 克,白糖适量。

【制　法】　将高粱米淘洗干净,放入锅内,加入适量清水,用大火煮开后,转小火熬煮,见米粥熬至米汤有稠感即可。食用时,将粥盛入碗内,加入白糖即成。

【用　法】　早晚餐食用。

【功　用】　温补脾胃,降低尿酸。适用于痛风,消化不良等。

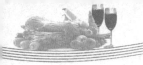
 ## 百合杏仁赤小豆粥

【组　成】　百合 10 克,杏仁 6 克,赤小豆 60 克,粳米 100 克,白糖适量。

【制　法】　将以上前 4 味食材淘洗干净,一同入锅,加水适量,用大火煮开后转用小火熬煮成稀粥,调入白糖搅匀即成。

【用　法】　日服 1 剂,早晚餐食用。

【功　用】　清热利湿,滋阴润肺,降低尿酸。适用于痛风,尤其适合于伴有糖尿病、肥胖症、高脂血症、高血压病者。

 ## 赤小豆薏苡仁粥

【组　成】　赤小豆 50 克,薏苡仁 30 克。

【制　法】　将赤小豆、薏苡仁洗净,拣去杂质,入砂锅内,加水适量,如常法煮粥,煮至豆烂米糜即可。

【用　法】　每日 1～2 次,温热服食。

【功　用】　健脾养血,降低尿酸。适用于痛风,尤其适合于伴有糖尿病、高血压病者。

 ## 鸡金赤小豆粥

【组　成】　赤小豆 60 克,鸡内金 15 克,粳米 100 克。

【制　法】　将鸡内金研末,赤小豆、粳米洗净,同煮成粥,稍温服食。

【用　法】　早晚餐食用。

【功　用】　消食开胃,健脾养血,降低尿酸。适用于痛风,尤其适合于伴有糖尿病、肥胖症、高脂血症、高血压病者。

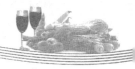

荸荠薏苡仁粥

【组　成】　荸荠 30 克,薏苡仁 100 克,蜂蜜适量。

【制　法】　将荸荠洗净,去皮,切成片,与薏苡仁一同入锅,加水煮成粥,出锅后加蜂蜜即成。

【用　法】　早晚餐食用。

【功　用】　清热解毒,活血止痛,健脾利湿,降低尿酸。适用于痛风,咽峡炎等。

牛奶梨片粥

【组　成】　牛奶 250 克,鸭梨 2 个,鸡蛋黄 3 个,粳米 150 克,柠檬汁 5 克,白糖适量。

【制　法】　将鸭梨去皮、核,切成厚片,加适量白糖上笼蒸 15 分钟,淋上柠檬汁拌和后离火;牛奶煮沸后加白糖,投入淘洗干净的粳米,煮沸后小火煨煮成稠粥,调入打匀的鸡蛋黄,拌和后离火,分盛入碗,面上铺上数块熟梨片,浇上一匙柠檬梨汁。

【用　法】　佐餐食用。

【功　用】　补气血,降尿酸。适用于痛风,便秘等。

三宝蛋黄粥

【组　成】　熟鸡蛋黄 1 枚,山药 15 克,生薏苡仁 30 克,芡实 15 克,糯米 30 克。

【制　法】　将山药、薏苡仁、芡实研末,与淘洗干净的糯米一同入锅,加清水适量,用大火煮开,再转用小火熬煮成稀粥,加入鸡蛋黄,混匀即成。

【用　法】　早晚餐食用。

【功　用】　健脾开胃,养心安神,敛汗止泻,降低尿酸。适用于

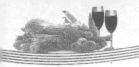

痛风。

 皮蛋葛粉粥

【组　成】　皮蛋1个,葛粉25克。

【制　法】　将葛粉用冷水调匀,并将皮蛋去壳后捏碎,待锅中水沸后加入葛粉,不停地搅动,再加入皮蛋末,稍煮二三沸即成。

【用　法】　佐餐食用。

【功　用】　生津止渴,清热除烦,降低尿酸。适用于痛风,失眠,糖尿病等。

 青菜薏苡仁粥

【组　成】　青菜500克,薏苡仁60克。

【制　法】　将薏苡仁洗净,入锅加水适量,用大火煮开,再转用小火熬煮成稀粥,然后加入洗净切好的青菜,再稍煮至青菜熟即成,食用可不加食盐或少加食盐。

【用　法】　早晚餐食用。

【功　用】　健脾祛湿,清热利尿,降低尿酸。适用于痛风,便秘,肾炎水肿等。

 芹菜粥

【组　成】　鲜芹菜60克,粳米100克。

【制　法】　将芹菜洗净,切碎,与淘洗干净的粳米一同入锅,加适量清水,用大火煮开后转用小火熬煮成稀粥。

【用　法】　每日早晚餐热用,可长期服用。宜现煮现吃,不宜久放。

【功　用】　固肾利尿,清热平肝。适用于痛风,高血压病,头痛,头晕,水肿,小便热涩不利等。

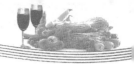

 韭菜粥

【组　成】　新鲜韭菜 60 克,粳米 100 克,食盐适量。

【制　法】　将韭菜洗净,切成细末;将淘洗干净的粳米入砂锅,加水 1 000 毫升,先用大火煮开后加入韭菜细末,再转用小火熬煮成稀粥。

【用　法】　佐餐食用。

【功　用】　补肾壮阳,健脾暖胃,降低尿酸。适用于痛风,勃起功能障碍,早泄,遗精,腹中冷痛等。

 茄子粥

【组　成】　白茄子 100 克,蜂蜜 30 克,粳米 100 克。

【制　法】　将茄子去蒂,洗净,切成小块;将淘洗干净的粳米入锅,加水 1 000 毫升,先用大火煮开,加入茄子块,再转用小火熬煮成稀粥,调入蜂蜜即成。

【用　法】　早晚餐食用。

【功　用】　清热解毒,利尿消肿,降低尿酸。适用于痛风,便血,热毒疮痈,皮肤疮疡等。

 黄瓜粥

【组　成】　黄瓜 50 克,粳米 100 克。

【制　法】　先将黄瓜洗净,切片,再将粳米淘洗干净,放入锅中,加水按常法煮粥,待粥快熟时加入黄瓜片,稍煮即成。

【用　法】　早晚餐食用。

【功　用】　清热解毒,降低尿酸。适用于痛风,身热烦渴,咽喉肿痛,风热眼疾,湿热黄疸,小便不利等。

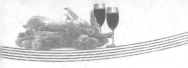

冬 瓜 粥

【组　成】　新鲜连皮冬瓜 100 克,粳米 50 克。

【制　法】　将冬瓜洗净,切成小块,与淘洗干净的粳米一同入锅,加水 500 毫升,用大火煮开后转用小火熬煮成稀粥。

【用　法】　早晚餐食用。

【功　用】　利水消肿,清热解毒,降低尿酸。适用于痛风,水肿,疮疡痈肿等。

莜麦南瓜粥

【组　成】　莜麦片 100 克,南瓜 200 克。

【制　法】　将南瓜洗净,剖开去子,切成 1 厘米见方的小丁块,入锅加水煮至半熟,撒入莜麦片,搅拌均匀,以小火再煮至沸,继续煨煮 10 分钟即成。

【用　法】　早晚餐食用。

【功　用】　补虚健脾,止渴降糖,降低血脂,降低尿酸。适用于痛风,高脂血症,糖尿病,久病气虚,脾胃虚弱等。

苦 瓜 粥

【组　成】　苦瓜 100 克,冰糖 20 克,食盐 2 克,粳米 100 克。

【制　法】　先将苦瓜去瓤,切成小丁,再将淘洗干净的粳米一同入锅,加水适量,用大火煮开,放入苦瓜丁、冰糖、食盐,转用小火熬煮成稀粥。

【用　法】　早晚餐食用。

【功　用】　清暑解毒,清心明目,降低尿酸。适用于痛风,中暑,丹毒,目赤痈肿,痢疾等。

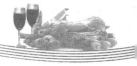

 ## 胡萝卜粥

【组　成】　新鲜胡萝卜 150 克,粳米 50 克,香油适量。

【制　法】　将胡萝卜洗净,切碎,与淘洗干净的粳米一同入锅,加水适量,用大火煮开,再转用小火熬煮成稀粥,淋上香油即成。

【用　法】　佐餐食用。

【功　用】　健脾和胃,下气化滞,明目降压,降低尿酸。适用于痛风,高血压病,夜盲症,胸膈痞满等。

 ## 葱 白 粥

【组　成】　葱白 20 根,粳米 60 克。

【制　法】　先将新鲜连根葱白洗净,切断;再取粳米淘洗干净,加水按常法煮粥,待粥半生半熟时加入葱白,同煮为粥。

【用　法】　佐餐食用。

【功　用】　发汗散寒,温中止痛,降低尿酸。适用于痛风,风寒感冒轻症,痈肿疮毒,痢疾,腹痛,小便不利等。

 ## 干 姜 粥

【组　成】　干姜 5～10 克,茯苓 15 克,大枣 10 枚,粳米 100 克。

【制　法】　将干姜、茯苓煎汁,去渣,再与大枣、粳米煮为稀粥。

【用　法】　早晚餐食用。

【功　用】　温胃健脾,降低尿酸。适用于痛风,外感风寒,胃寒呕吐,风寒咳嗽,腹痛腹泻等。

 ## 生姜大枣糯米粥

【组　成】　鲜生姜 9 克,大枣 2 枚,糯米 150 克。

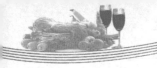

【制　法】　先将生姜洗净,切为末,再将大枣、糯米淘洗干净,与生姜末一同煮为稀粥。

【用　法】　早晚餐食用。

【功　用】　散寒解表,化痰行水,益气调营,补脾和胃,降低尿酸。适用于痛风,胃寒呕吐,风寒咳嗽等。

桂圆桑椹粥

【组　成】　桂圆肉 15 克,桑椹 30 克,糯米 100 克,蜂蜜适量。

【制　法】　将桂圆肉与桑椹一同入锅,加水煎取药汁,去渣,入糯米煮粥,粥成调入蜂蜜即成。

【用　法】　佐餐食用。

【功　用】　补益心脾,降低尿酸。适用于痛风,心悸怔忡,失眠健忘等。

山药薏苡仁粥

【组　成】　薏苡仁 30 克,山药 30 克,大枣 10 枚,粟米 100 克,白糖适量。

【制　法】　将山药、薏苡仁、大枣、粟米洗净,入锅加水共煮粥,粥熟后,加入白糖调味即成。

【用　法】　早晚餐食用。

【功　用】　健脾益气,降低尿酸。适用于痛风。

白茯苓粥

【组　成】　白茯苓粉 15 克,粳米 100 克,味精、食盐、胡椒粉各适量。

【制　法】　将淘洗干净的粳米入锅,加入白茯苓粉和水 1 000 毫升,用大火煮开,再转用小火熬煮成稀粥,加入味精、食盐和胡椒粉即成。

【用　法】　早晚餐食用。

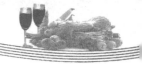

【功 用】 健脾益胃，利水消肿，降低尿酸。适用于痛风，小便不利等。

 芦笋胡萝卜粥

【组 成】 鲜绿芦笋 60 克，胡萝卜 250 克，苹果 250 克，粳米 100 克。

【制 法】 将前三者绞碎成浆，粳米水煮成粥，待粥快熟时加入绞碎的蔬果浆，再煮片刻即可。

【用 法】 上下午分食。

【功 用】 清热化湿，降低血尿酸和尿尿酸。适用于湿热痹阻型痛风。

【按 语】 鲜芦笋原产自欧洲，已有 2 000 多年的栽培史，其嫩茎质地细软，味道芳香，柔嫩可口，营养丰富，是欧美人喜爱的保健食品。近百年来，我国各地也有栽培，品种大部从美国引入。现代药理研究发现，芦笋有一定的促进尿酸排泄功用。胡萝卜所含的维生素有维持人体正常的新陈代谢的作用，与药食兼用的芦笋同用可增强疗效。

（四）控制痛风汤羹方

 赤小豆葫芦羹

【组 成】 苦葫芦 1 个，赤小豆 50 克，大枣 20 克，冰糖、蜂蜜各适量。

【制 法】 将苦葫芦洗净，取瓜瓤，加水煎成浓汁，再加赤小豆和大枣煮成羹，加冰糖和蜂蜜调味即成。

【用 法】 佐餐食用。

【功 用】 清热解毒，利水消肿，降低尿酸。适用于痛风，尤其适合于伴有糖尿病、肥胖症、高血压病者。

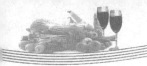
海蜇荸荠汤

【组　成】　海蜇皮 50 克，荸荠 100 克。

【制　法】　海蜇皮洗净，荸荠去皮，切片，与海蜇皮一同煮汤。

【用　法】　吃海蜇皮、荸荠，饮汤，每日 2 次。

【功　用】　清热化痰，滋阴润肺，降低尿酸。适用于痛风，咳嗽等。

生姜韭牛奶羹

【组　成】　韭菜 250 克，生姜 25 克，牛奶 250 克。

【制　法】　将韭菜洗净，用刀切碎，置钵中用小木棍捣烂，再用洁净纱布绞取汁液；将生姜洗净，切成细丝，用洁净纱布绞汁。将韭菜汁、生姜汁一同倒入锅中，再加入牛奶，用小火煮沸即成。

【用　法】　佐餐食用。

【功　用】　温中行气，降低尿酸。适用于痛风，性功能低下。

牛奶芝麻蜂蜜羹

【组　成】　牛奶 200 克，芝麻 15～20 克，蜂蜜 30 克。

【制　法】　先将芝麻炒熟，研末，再将牛奶煮沸，调入蜂蜜和芝麻末即成。

【用　法】　佐餐食用。

【功　用】　滋阴补虚，润燥通便，降低尿酸。适用于痛风，便秘等。

牛奶鸡蛋汤

【组　成】　牛奶 50 克，鸡蛋 2 个，葱花、食盐、生姜末、味精、白糖、猪油、植物油各适量。

【制　法】　取碗 1 个，放入葱花、食盐、白糖、生姜末、猪油，搅匀制成

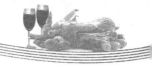

调汁;将鸡蛋打入另1个碗中,用筷子打散。炒锅上火,放油烧热,下入鸡蛋液,炒至结块时,加入开水,用大火煮至汤呈乳白时,加入牛奶和制好的调汁,沸后,盛入汤碗内即成。

【用　法】　佐餐食用。

【功　用】　补气血,强精神。适用于痛风,贫血等。

 蛋蓉玉米羹

【组　成】　鸡蛋3个,罐头甜玉米350克,白糖30克,玫瑰卤5克,湿淀粉30克。

【制　法】　将罐装甜玉米开罐,倒入大碗内备用;鸡蛋打开分出蛋黄,打散并加适量湿淀粉搅匀。锅洗净上中火,倒入甜玉米,加适量清水、白糖,煮至沸腾用湿淀粉勾芡,再将鸡蛋黄徐徐淋入,待蛋黄全部淋入锅内并融合于汤内时,出锅倒在大碗内,撒入玫瑰卤拌匀即成。

【用　法】　佐餐食用。

【功　用】　健脾补气,降低尿酸。适用于痛风。

 菜花芙蓉蛋羹

【组　成】　鸡蛋清150克,菜花200克,黄酒10克,食盐1克,猪油10克,味精、鲜汤各适量。

【制　法】　将菜花掰成小块,洗净待用;将鸡蛋清放入碗内,加入适量温水、黄酒、食盐调匀,上笼蒸7分钟即可出笼。炒锅上火,放油烧热,烹入黄酒、食盐、适量的鲜汤,然后把菜花放在汤内汆熟后再放味精入味;将菜花码在芙蓉蛋羹上,浇鲜汤即成。

【用　法】　佐餐食用。

【功　用】　补虚抗癌,降低尿酸。适用于痛风。

雪花果羹

【组　成】　鸡蛋清 50 克,什锦水果罐头 1 听,山楂糕 10 克,红、绿樱桃各 10 克,白糖、香草粉、湿淀粉各适量。

【制　法】　将罐头水果切小块;山楂糕、红绿樱桃切丁备用。锅内加适量水,煮沸后放入水果,加白糖、香草粉,再煮开后加湿淀粉勾芡;鸡蛋清抽打成泡沫状,分块拨入果羹内烫透,盛入碗中,再撒上山楂糕和红、绿樱桃丁即成。

【用　法】　佐餐食用。

【功　用】　滋阴开胃,降低尿酸。适用于痛风。

藕丝蛋羹

【组　成】　鸡蛋清 100 克,鲜嫩藕 500 克,山楂糕 100 克,蜜枣 100 克,青梅 100 克,白糖 200 克,玉米粉适量。

【制　法】　将藕洗净,切成细丝,入沸水锅内略烫后捞出;山楂糕、蜜枣、青梅切成细丝;鸡蛋清打在碗内,加入半量的清水调匀,倒入盘内,放在笼中蒸 5 分钟,成为白色固体蛋羹。再将以上 4 种细丝均匀摆在蛋羹上,白糖放在炒锅内,加入适量的清水,熬成糖汁,再加入适量的湿玉米粉,勾成芡汁,浇在蛋羹上即成。

【用　法】　佐餐食用。

【功　用】　滋阴止血,健脾开胃,降低尿酸。适用于痛风。

丝瓜鸡蛋汤

【组　成】　鸡蛋清 200 克,丝瓜 100 克,食盐 1 克,味精 0.5 克,葱 1 根,香油适量。

【制　法】　将葱洗净,切成葱花;丝瓜去皮,洗净,切成条。在汤碗内放上葱花、香油、食盐、味精等;鸡蛋打破,取鸡蛋清倒入汤锅中,打搅均匀后加入米汤或清水,放上丝瓜条,上笼用小火蒸约15分钟,取出即成。

【用　法】　佐餐食用。

【功　用】　清心解暑,降低尿酸。适用于痛风。

 ## 平菇鸡蛋汤

【组　成】　鲜平菇250克,鸡蛋3个,香菜25克,素鲜汤1000毫升,香油20克,酱油5克,生姜丝2克,葱花5克,食盐、味精各适量。

【制　法】　将平菇去根蒂,洗净,切成片;鸡蛋打入碗内打散;香菜洗净后切寸段。炒锅上大火,放香油烧热,放平菇煸炒几下,再放素鲜汤、食盐、酱油、葱花、生姜丝,煮沸后慢慢加入鸡蛋液,放入味精起锅盛碗,撒上香菜即成。

【用　法】　佐餐食用。

【功　用】　补中益气,健脾养胃,降低尿酸。适用于痛风。

 ## 青菜鸡蛋汤

【组　成】　鸡蛋1个,青菜50克,黄油、奶油、胡萝卜、马铃薯、洋葱、面粉、食盐、味精、干辣椒各适量。

【制　法】　将洋葱头、胡萝卜、马铃薯分别洗净去皮,葱头切丝,胡萝卜、马铃薯切片。炒锅上火,放黄油烧热,下洋葱丝、胡萝卜片、干辣椒煸炒,待葱头变色,放入面粉炒熟,再放入鲜汤、马铃薯片、食盐、味精,煮至马铃薯熟透,拣去干辣椒,盛入汤碗内。另锅上火,放水煮开,打入鸡蛋,煮熟后放入汤碗内;将青菜择洗干净,放入开水锅中烫一下,捞出用冷水冲凉,切成段。煮鸡蛋的汤锅上火,放入青菜段,煮开后倒入汤碗内,浇上奶油即成。

【用　法】　佐餐食用。

【功　用】　清热解毒,清利肠胃,降低尿酸。适用于痛风,便秘等。

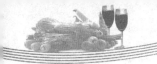
 ## 菊叶蛋汤

【组　成】　菊叶 500 克,鸡蛋 2 个,植物油 8 克,食盐 1 克,葱花、味精、香油各适量。

【制　法】　将菊叶洗净,鸡蛋打入碗内调匀。将汤锅上火,放油烧热,下葱花炝锅,加入适量的清水煮沸,放入菊叶略煮,待汤再沸,放入食盐、味精,淋入鸡蛋和香油,起锅盛入汤碗内即成。

【用　法】　佐餐食用。

【功　用】　平肝阳,滋肾阳,降尿酸。适用于痛风。

 ## 冬瓜蛋花汤

【组　成】　冬瓜 500 克,鸡蛋 3 个,鲜汤 1250 毫升,植物油 40 克,食盐 1 克,味精适量。

【制　法】　将冬瓜去皮,洗净,切成瓦棱片;鸡蛋打入碗内,调匀待用。炒锅上火,放油烧热,放入冬瓜片煸炒片刻;同时,另用一汤锅上火,放入鲜汤煮沸,将冬瓜放入汤锅内,汤沸打入鸡蛋,加入食盐、味精,起锅盛入汤碗内即成。

【用　法】　佐餐食用。

【功　用】　利水消肿,止渴除烦,降低尿酸。适用于痛风,糖尿病,肾炎水肿等。

 ## 黑木耳蛋汤

【组　成】　鸡蛋 4 个,水发黑木耳 50 克,菜心 100 克,食盐 1 克,猪油 50 克,味精 0.5 克,鲜汤 1000 毫升。

【制　法】　将鸡蛋打入碗内调匀;黑木耳、菜心分别洗净,黑木耳改刀,菜心切片,待用。汤锅上火,放入猪油烧热,放入鸡蛋,将两面煎黄,当蛋质松软时,用手勺将蛋划散,放进鲜汤,加食盐、黑木耳、菜心、味精煮沸,入味后淋入猪油即成。

【用　法】　佐餐食用。

【功　用】　滋阴活血,开胃润肠,降低尿酸。适用于痛风,便秘等。

 车前绿蕹汤

【组　成】　车前子15克,蕹菜400克,蒜、生姜、食盐各适量。

【制　法】　车前子用纱布包,清水煎取汁200～300毫升备用;蕹菜摘取叶,清水洗净控干;蒜拍松,姜切片。炒锅倒油烧热,姜片煸过,爆蒜,下食盐,倒入药汤,再加水至700毫升,煮沸,放入蕹菜,汤沸,菜略断生,调入味精即可。

【用　法】　佐餐食用。

【功　用】　清热利尿,降低尿酸。适用于痛风,小便不利,尿少水肿。

 番茄银耳羹

【组　成】　番茄250克,银耳50克,冰糖适量。

【制　法】　将银耳用水泡发,洗净,然后放入砂锅中,加水熬至浓稠;将番茄洗净,去皮,切碎捣烂,放入银耳羹中,加白糖调味即成。

【用　法】　佐餐食用。

【功　用】　滋阴降火,降低尿酸。适用于痛风,热病津伤口渴,食欲不振,烦热等。

黄瓜鸡蛋汤

【组　成】　鲜黄瓜400克,金针菜15克,鸡蛋2个,生姜15克,葱10克,独蒜15克,食盐2克,酱油10克,黄酒15克,白糖40克,味精1克,植物油250克(实耗约30克),湿淀粉30克,醋6克。

【制　法】　将生姜洗净,切薄片;葱洗净,切葱花;蒜剥去,切成片;

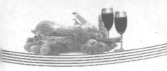

金针菜用水发涨,洗净,摘去蒂头;黄瓜洗净,切去两端,再剞成花刀,用食盐将切好的黄瓜腌10分钟,滗干水分;鸡蛋打散;酱油、醋、白糖、黄酒、味精调成汁待用。锅上火,加油烧至七成热时将黄瓜沾满蛋液后下油锅炸至表面呈黄色时捞出,放入碗中。锅上火,注入植物油少许,待油热时下生姜片、蒜片,炸出香味,下金针菜和兑好的汁,煮开后下黄瓜,煮入味时用湿淀粉勾芡,起锅装盘即成。

【用　法】　佐餐食用。

【功　用】　养阴清热,利咽明目,降低尿酸。适用于痛风,身热烦渴,咽喉肿痛,风热眼疾等。

双耳汤

【组　成】　银耳10克,黑木耳10克,冰糖30克。

【制　法】　先将银耳、黑木耳用温水泡发,并摘除蒂柄,除去杂质,洗净,再将银耳、黑木耳、冰糖和清水适量一同放入碗中,上笼蒸约1小时,至黑木耳熟烂即成。

【用　法】　佐餐食用。

【功　用】　滋阴润肺,降低尿酸。适用于痛风,尤其适合于伴有高脂血症、冠心病和脑血管意外的患者。

荸荠黑木耳羹

【组　成】　取荸荠150克,水发黑木耳100克,酱油、白糖、醋、植物油、鲜汤、湿淀粉各适量。

【制　法】　将黑木耳去杂,洗净,沥干水分,撕成片;荸荠洗净,去皮,切片。炒锅上火,放油烧至七成热,将黑木耳、荸荠同时下锅煸炒,加酱油、白糖、鲜汤,煮沸后用湿淀粉勾芡,加入醋调匀,装盘即成。

【用　法】　佐餐食用。

【功　用】　润肤明目,降低尿酸。适用于痛风,尤其适合于伴有高脂血症、冠心病和脑血管意外的患者。

苹果西米羹

【组　成】　苹果 250 克,西米 100 克,白糖 30 克。

【制　法】　将苹果洗净,去皮、核,切成丁;西米洗净,放温水中浸泡约 30 分钟,放入沸水锅里煮至透明,捞出,投入冷水中过凉。炒锅上火,加清水、苹果丁、西米、白糖,水煮开后再煮 2 分钟即成。

【用　法】　佐餐食用。

【功　用】　健脾开胃,生津止渴,降低尿酸。适用于痛风,高脂血症、高血压病,不思饮食,脘闷纳呆,暑热心烦等。

烩什锦果羹

【组　成】　苹果 100 克,菠萝 100 克,鸭梨 100 克,香蕉 100 克,柿饼 100 克,荔枝 50 克,樱桃 10 颗,山楂糕 50 克,白糖 30 克,葡萄干、藕粉、糖桂花各适量。

【制　法】　将苹果、菠萝、鸭梨、香蕉、荔枝洗净,去皮除核,切成丁;将柿饼、山楂糕均切成碎丁。炒锅上火,放入清水、白糖煮沸,用手勺撇去浮沫,再放入香蕉、柿饼、苹果、鸭梨、荔枝、菠萝丁及葡萄干、糖桂花煮沸,用藕粉勾芡,出锅装入汤碗内,再放入樱桃、山楂糕丁即成。

【用　法】　佐餐食用。

【功　用】　滋补润肺,生津止渴,降低尿酸。适用于痛风,高脂血症、高血压病,脑血管意外等。

香蕉羹

【组　成】　香蕉 250 克,白糖 150 克,山楂糕、湿淀粉各适量。

【制　法】　将香蕉洗净,去皮后切成小丁;山楂糕切成丁。炒锅上火,放入清水,加入白糖,煮至溶化,撇去浮沫,投入香蕉丁,用湿淀粉勾流水芡,出锅倒入大碗内,撒上山楂糕丁即成。

【用　法】　佐餐食用。

【功　用】　健脾胃，润肠燥，解酒毒，降尿酸。适用于痛风，高血压病，便秘，醉酒等。

香蕉牛奶羹

【组　成】　香蕉250克，牛奶250克，红糖30克，藕粉50克。

【制　法】　将香蕉洗净，去皮，切成小片。炒锅上火，放入牛奶煮沸，加入香蕉片、红糖煮开，用搅拌均匀的藕粉勾芡至浓稠羹即成。

【用　法】　佐餐食用。

【功　用】　补血养心，健脑降压，降低尿酸。适用于痛风，高血压病，便秘，痔血等。

什锦果羹

【组　成】　鸭梨50克，橘子50克，苹果50克，香蕉50克，湿淀粉、白糖各适量。

【制　法】　将鸭梨等水果去皮、核，切成小丁，放入盆中待用。锅中加入清水和各种果丁，煮沸后加入白糖，用湿淀粉勾芡，出锅装碗即成。

【用　法】　佐餐食用。

【功　用】　健肌润肤，降低尿酸。适用于痛风。

银耳橘羹

【组　成】　水发银耳100克，罐头糖水橘子200克，白糖适量。

【制　法】　将银耳去蒂洗净，加水适量，用小火煮透，改用大火炖煮时加入白糖和清水，待银耳质地柔软时加入罐头橘瓣，稍煮即成。

【用　法】　佐餐食用。

【功　用】　补气益肾，清热润肺，降低尿酸。适用于痛风，伤酒烦渴，咳嗽气喘等。

桂花银耳柑羹

【组　成】　蜜柑 250 克,银耳 30 克,白糖 30 克,湿淀粉、糖桂花各适量。

【制　法】　将蜜柑洗净,去皮;银耳用温水浸泡回软后,摘去根蒂,洗净,然后放入碗内,加少量清水,上笼蒸约 1 小时取出。炒锅上火,将蒸好的银耳连汤倒入,随后加入冰糖煮沸,撇去浮沫,之后放入蜜柑复煮沸,用湿淀粉勾芡,再放入糖桂花,出锅装碗即成。

【用　法】　佐餐食用。

【功　用】　醒酒生津,润肺化痰,降低尿酸。适用于痛风,胸热烦满,口中干渴或酒毒烦热,食少气逆,小便不利等。

桂花甜橙羹

【组　成】　甜橙 250 克,白糖、湿淀粉、糖桂花各适量。

【制　法】　将甜橙洗净,去皮去筋,切成小丁。炒锅上火,加入清水、白糖煮沸,撇去浮沫,加入甜橙、糖桂花,用湿淀粉勾芡,起锅装碗即成。

【用　法】　佐餐食用。

【功　用】　疏肝理气,降低尿酸。适用于痛风,食积腹胀等。

樱桃桂圆甜汤

【组　成】　鲜樱桃 30 克,桂圆肉 50 克,枸杞子 20 克,白糖适量。

【制　法】　将樱桃、桂圆肉、枸杞子洗净。炒锅上火,放入清水、桂圆肉、枸杞子,煮沸,再用小火炖约 20 分钟,加入樱桃、白糖,起锅装碗即成。

【用　法】　佐餐食用。

【功　用】　滋补养血,降低尿酸。适用于痛风。

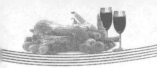

百合枇杷羹

【组　成】　鲜百合 30 克,鲜枇杷 30 克,鲜藕 30 克,淀粉、白糖、桂花各适量。

【制　法】　将鲜藕洗净,切成片,与百合、枇杷一同入锅加水煮,将熟时加入适量的淀粉调匀成羹,食用时加白糖和桂花各少许。

【用　法】　佐餐食用。

【功　用】　滋阴润肺,清热化痰,降低尿酸。适用于痛风,肺热咳嗽,潮热口渴等。

菠　萝　羹

【组　成】　菠萝罐头 1 听,红樱桃 25 克,冰糖、藕粉各适量。

【制　法】　将菠萝切成与樱桃大小的丁;樱桃洗净,藕粉放入碗中,加入水调好待用。将菠萝汁倒入锅内,加入冰糖、水,置火上煮开后,加入菠萝、樱桃,待煮开后,用小火候勾芡即成。

【用　法】　佐餐食用。

【功　用】　养益脾胃,生津止渴,降低尿酸。适用于痛风,消化不良,泄泻,水肿,小便不利,糖尿病等。

李　子　羹

【组　成】　李子 500 克,白糖 30 克,淀粉 20 克。

【制　法】　将李子洗净,去果柄,放入锅内加水适量,煮开后,改小火煮熟,将果捞出,碾碎,过罗;余下来的果皮放回锅里,再煮开,再次过罗,余下的渣扔掉。将白糖放在煮李子的水中,煮开后,用淀粉加水调糊,慢慢倒入,边倒边搅,最后加入果泥搅匀即成。

【用　法】　佐餐食用。

【功　用】　清肝涤热,生津利水,降低尿酸。适用于痛风,阴虚内

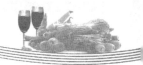

热,骨蒸痨热,消渴引饮,肝胆湿热,腹水,小便不利等。

 西瓜汤

【组　成】　西瓜1个,蜂蜜30克。

【制　法】　将西瓜洗净,从蒂处开口,伸入筷子将瓤搅成汁汤,再放入蜂蜜,搅匀,封口;将西瓜口朝上放入冰箱内,冷冻即成。

【用　法】　佐餐食用。

【功　用】　止渴解暑,降低尿酸。适用于痛风,暑热疰夏,小便不利,热病烦渴等。

 二　皮　汤

【组　成】　西瓜皮250克,冬瓜皮肉250克,食盐、味精、植物油各适量。

【制　法】　将西瓜皮洗净,削去外表硬皮,切成块;冬瓜皮洗净,削去外表硬皮,切成块。炒锅上火,倒入油烧热,加入西瓜、冬瓜、食盐、味精翻炒,再加入清水,煮沸后改用小火煮约10分钟即成。

【用　法】　佐餐食用。

【功　用】　除烦止泻,解暑利尿,降低尿酸。适用于痛风,暑热疰夏,小便不利,热病烦渴,高血压病等。

 葫芦双皮汤

【组　成】　大枣10克,葫芦壳50克,冬瓜皮30克,西瓜皮30克。

【制　法】　将大枣、葫芦壳、冬瓜皮、西瓜皮洗净,一同放入锅中,加入清水400毫升,煎至150毫升,去渣即成。

【用　法】　佐餐食用。

【功　用】　健脾益气,利湿消肿,降低尿酸。适用于痛风,胃虚食少,脾弱便溏,倦怠乏力等。

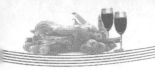

 补气活血汤

【组　成】　赤小豆250克,大枣200克,红糖50克。

【制　法】　将赤小豆洗净,放入砂锅中,加水煮至快熟时加入洗净的大枣,同煮至熟,再加红糖,煮沸即成。

【用　法】　不拘时食用。

【功　用】　补气健脾,养血安神,降低尿酸。适用于痛风,胃虚食少,脾弱便溏,倦怠乏力,血虚萎黄,神志不安,心悸怔忡,妇女脏躁等。

胡萝卜大枣汤

【组　成】　大枣25克,胡萝卜200克,冰糖适量。

【制　法】　将胡萝卜洗净,切片,与洗净的大枣一同入锅,加水1 200毫升煎煮至400毫升,加冰糖调味即成。

【用　法】　佐餐食用。

【功　用】　健脾生津,润肺化痰,降低尿酸。适用于痛风,胃虚食少,脾弱便溏,咳嗽等。

 薏苡仁山楂汤

【组　成】　薏苡仁100克,山楂糕50克,冰糖50克,糖桂花、食盐各适量。

【制　法】　将山楂糕切成小丁;将薏苡仁洗净,放入锅内,倒入适量清水,用大火煮沸,再改用小火将薏苡仁煮熟,加入冰糖煮至溶化后,放入山楂糕丁、糖桂花、食盐调好口味即成。

【用　法】　佐餐食用。

【功　用】　健脾清热,利湿强骨,降低尿酸。适用于痛风,关节炎等。

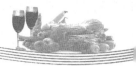

荸荠海蜇羹

【组　成】　荸荠5个,海蜇60克,猪油、食盐、味精、淀粉各适量。

【制　法】　将荸荠去皮,洗净,切碎;海蜇放温水中浸泡半小时,过凉水洗净,切成细丝;取一个小碗放入生粉,加水拌匀。锅内加清水适量煮沸,把荸荠、海蜇放入锅,加猪油煮熟,点入食盐、味精调味,加入碗内的生粉,拌匀再煮沸即可。

【用　法】　佐餐食用。

【功　用】　滋养胃阴,和胃降逆,降低尿酸。适用于痛风。

百合芦笋汤

【组　成】　百合50克,罐头芦笋250克,黄酒、味精、食盐、素鲜汤各适量。

【制　法】　将百合放入温水浸泡,发好洗净。锅中加入素鲜汤,将发好的百合放入汤锅内,煮几分钟,加黄酒、食盐、味精调味,倒入盛有芦笋的碗中即成。

【用　法】　早晚分食。

【功　用】　清热化湿,清心安神,降压降脂,降低尿酸。适用于湿热痹阻型痛风。

【按　语】　百合乃药食两用补品。现代实验研究发现,百合含有一定量的秋水仙碱,能有效地治疗痛风。芦笋有健脾益气、解毒利尿功用,与百合炖汤,对痛风急性期属于湿热痹阻者有一定效果。

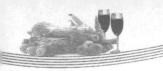

（五）控制痛风菜肴方

什锦玉米烩

【组　成】　罐头玉米 200 克，鲜豌豆 5 克，水发口蘑 5 克，冬笋 5 克，鲜汤 500 毫升，葱姜汁 5 克，食盐 2 克，味精 1 克，白糖 2 克，黄酒 10 克，湿淀粉 10 克，鸡油 10 克。

【制　法】　将水发口蘑洗净；将口蘑、冬笋均切成小丁；鲜豌豆洗净，下沸水锅焯一下，用凉水过凉。锅内放入鲜汤、罐头玉米，和匀，下入葱姜汁，随下口蘑丁、冬笋丁及鲜豌豆，稍煮入味后放食盐、味精、黄酒、白糖，开锅后打去浮沫，用湿淀粉勾薄芡，淋入鸡油，倒入大碗即成。

【用　法】　早晚餐食用。

【功　用】　健脾降脂，降低尿酸。适用于痛风，脂肪肝，高脂血症等。

甜酒酿山药

【组　成】　甜酒酿 500 克，山药 150 克，糖桂花 3 克，白糖 30 克，湿淀粉 5 克。

【制　法】　将山药洗净，去皮，切丁，入沸水锅中烫一下，捞出沥干；在沸水锅中加入山药丁、甜酒酿、白糖煮开，勾芡，撒上桂花即成。

【用　法】　早晚餐食用。

【功　用】　健脾固肾，益气生津，降低尿酸。适用于痛风，更年期综合征。

红扒素肘子

【组　成】　水面筋 600 克，水发香菇 10 克，冬笋 15 克，油菜心 4 棵，

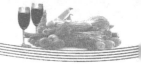

糖色 10 克,酱油 30 克,黄酒 15 克,大茴香 1 粒,生姜片 10 克,花椒油 30 克,鲜汤 300 毫升,湿淀粉 15 克,植物油 500 克(实耗约 50 克),食盐、味精各适量。

【制　法】　将洗好的水面筋分成 3 份,将其中的一份放入食盐、味精、糖色揉匀,使之成为瘦肉颜色;将另一份加入食盐、味精揉匀,使之成为肥肉色泽;将剩余的一份抻成一厘米厚的大片做猪皮,放上白红两份面筋按实,使之成为 4 厘米厚的大块猪肘子状,皮面抹上糖色稍晾;香菇、冬笋切成片;菜心一劈为二。锅中放入植物油烧至八成热,放入"肘子"将皮面炸呈枣红色捞出,沥净油,在肉面划上间隔 3 厘米的棋子花刀,深为 2/3;将划好的肘子装入蒸碗内,放上香菇、冬笋、大茴香、生姜片、酱油、黄酒、鲜汤,入笼蒸 1 小时取出,将汤汁滗在锅中,去掉香菇、冬笋、大茴香、生姜片,扣入盘中;锅中再添适量鲜汤,调好色味,加入香菇、冬笋、菜心、味精,用湿淀粉勾芡,淋上花椒油搅匀,浇在肘子上即成。

【用　法】　佐餐食用。

【功　用】　补气养胃,平肝降火,降低尿酸。适用于痛风。

 核桃素鸡块

【组　成】　水面筋 300 克,核桃仁 100 克,水发香菇 50 克,净莴苣 50 克,豌豆苗 10 克,湿淀粉 40 克,白糖 5 克,生姜末 2 克,植物油 500 克,鸡蛋 2 个,食盐、味精、胡椒粉各适量。

【制　法】　将核桃仁用沸水焯烫,去皮,掰成小块;莴苣切成梳背片;香菇切成厚片;豆苗洗净;鸡蛋打入碗内加淀粉调成糊。水面筋撕成 6 厘米长、5 厘米宽的厚片,包入两小块核桃仁,放入开水中煮 5 分钟捞出,即成为"鸡块"。炒锅上中火,放油烧至六成热,将鸡块挂上蛋糊,放入油中炸至金黄色捞出沥净油;锅中留底油 30 克,下姜末、香菇、莴苣,煸炒,再加鲜汤、食盐、白糖、胡椒粉、味精煮沸,放入鸡块煮入味时再放豆苗,用湿淀粉勾芡,淋明油装盘即成。

【用　法】　佐餐食用。

【功　用】　补气健脾,温阳助阳,降低尿酸。适用于痛风。

丝瓜面筋

【组　成】　丝瓜 500 克，油面筋 15 只，植物油 50 克，鲜汤 125 毫升，香油、淀粉各 15 克，食盐、白糖、味精各适量。

【制　法】　将丝瓜削去青皮，洗净，切成两片，挖去子，切成 4 厘米长的片；每只面筋切成两片。锅上火，放植物油烧至八成热，倒入丝瓜片煸炒几下，加入食盐、白糖和鲜汤，放入面筋，煮开后再煮片刻即用湿淀粉勾芡，淋上香油炒匀，出锅装盘即成。

【用　法】　佐餐食用。

【功　用】　清暑补气，降低尿酸。适用于痛风，中暑。

翡翠素鸡丝

【组　成】　熟水面筋 300 克，青椒 50 克，白胡椒 1 克，香油 5 克，黄酒 5 克，干淀粉 15 克，植物油 500 克（实耗约 75 克），食盐、味精各适量。

【制　法】　将水面筋切成 5 厘米长，0.2 厘米粗的丝，放在碗内，加入食盐、味精、黄酒、白胡椒粉、干淀粉拌匀，即为"鸡丝"；青椒洗净，去蒂，切成丝。炒锅上中火，放油烧至六成热，下入鸡丝划散，倒入漏勺沥净油；锅中留底油 50 克，放入青椒丝炒至断生再放入鸡丝、白胡椒粉、黄酒、食盐、味精，翻炒均匀，淋上香油，起锅装盘即成。

【用　法】　佐餐食用。

【功　用】　开胃消食，除湿祛寒，降低尿酸。适用于痛风。

素什锦

【组　成】　冬笋 50 克，水发黑木耳 50 克，面筋 100 克，马铃薯 100 克，胡萝卜 100 克，卷心菜 50 克，芹菜 50 克，酱油 10 克，白糖 5 克，味精 1 克，淀粉 5 克，香油 15 克，植物油 500 克。

【制　法】　将黑木耳洗净；面筋、马铃薯切成滚刀块，放入油锅内炸成金黄色;将笋、胡萝卜切成 3 厘米长、2 厘米宽、0.3 厘米厚的片;卷心菜切成 3 厘米长、2 厘米宽,和胡萝卜一起放入沸水中煮熟;将芹菜放入沸水中稍煮捞出,速用冷水冲凉,然后将以上菜一起放在小盘中。锅内留底油,将素什锦下锅煸炒,然后加入酱油、白糖、鲜汤,继续炒至入味,再加入味精,用湿淀粉勾芡,淋上明油,翻匀装盘即成。

【用　法】　佐餐食用。

【功　用】　清热降火,抗癌减肥,降低尿酸。适用于痛风。

 ## 素桂花肉

【组　成】　熟水面筋 300 克,面粉 50 克,食盐 2 克,味精 0.5 克,植物油 500 克,葱花 3 克,花椒粉 2 克,泡打粉 2 克。

【制　法】　将熟面筋切成 4 厘米长、2 厘米厚的片,用开水煮热捞出沥干水分,趁热加入食盐、味精、白糖、葱花、生姜末一起拌匀,捏透,使之入味,冷却后待用;将精白粉加水调匀,把水面筋倒入面糊里拌和抓匀,浆好。炒锅上火,放油烧至七成热,把上好浆的面筋逐一下锅炸至金黄色时捞起;油再烧至七成热时再复炸至深金黄色捞起,沥去油装盘,撒上花椒盐即成。

【用　法】　佐餐食用。

【功　用】　健脾补气,降低尿酸。适用于痛风。

 ## 烩　三　元

【组　成】　马铃薯 150 克,胡萝卜 150 克,冬瓜 150 克,食盐 2 克,味精 1 克,花椒油 10 克,鲜汤 200 毫升,湿淀粉 15 克,香油适量。

【制　法】　将胡萝卜、冬瓜、马铃薯分别洗净,用工具刀挖成或切成圆球形,放入沸水锅中焯一下。锅置火上,放花椒油烧热,烹入鲜汤,加入胡萝卜球、马铃薯球和食盐,煮几分钟后加入冬瓜球,煮至熟烂,用湿淀粉勾芡,淋上香油,离火;将冬瓜球摆在盘中间,外圈摆胡萝卜球,最外圈摆马铃薯球,浇上余汁即成。

【用　法】　佐餐食用。

【功　用】　清热解暑,利水消肿,降低尿酸。适用于痛风,肾炎水肿,便秘等。

 ## 橄榄红薯

【组　成】　红心红薯1500克,熟芝麻10克,生猪板油100克,糖桂花5克,冰糖30克。

【制　法】　将红心红薯去皮,切成宽厚各约2厘米见方的条,再斜切成4厘米的段,用刀削去边角,修成橄榄形。锅洗净,放入竹箅子,将红薯放在上面,加入清水,盖上猪板油,用大火煮开后转用小火烧半小时,然后加入冰糖,继续用小火煮,至红薯酥烂软糯时,端离火口,拣去板油渣滓,捞出红薯排列在圆盘内。再将糖汁配上糖桂花熬浓,浇在红薯上,撒上熟芝麻即成。

【用　法】　早晚餐食用。

【功　用】　滋阴健脾,降低尿酸。适用于痛风,便秘等。

 ## 宫保素丁

【组　成】　荸荠6粒,胡萝卜1/2个,蘑菇6粒,小马铃薯1个,罐头玉料粒2大匙,毛豆、花生仁各1大匙,黑木耳50克,大蒜5瓣,黄酒、番茄酱、红色辣椒酱各1大匙,豆瓣酱、食盐、白糖、香油、素高汤各适量。

【制　法】　荸荠去皮,切丁;胡萝卜、马铃薯分别去皮,切丁,放入滚水氽烫,捞出冲凉;毛豆、蘑菇分别洗净,放滚水烫熟,捞出,切丁;黑木耳泡软,冲净,切小块;大蒜去皮,切末。干锅烧热,放入花生仁炒香,盛起备用;锅中倒入2大匙油烧热,爆香蒜末,放入材料(除了毛豆、花生仁)拌炒,加入调料炒匀,最后加入毛豆拌匀,盛出,撒上炒香的花生仁即可。

【用　法】　佐餐食用。

【功　用】　清热解毒,降压利尿,降低尿酸。适用于痛风,高血压病等。

荸荠雪梨果

【组　成】　豆沙馅 300 克,净荸荠 500 克,熟牛肉丝 10 根,鸡蛋清 100 克,白糖 50 克,干淀粉 100 克,面包糠 100 克,植物油 500 克(实耗约 100 克)。

【制　法】　将荸荠蒸熟,取出压成泥,加白糖、干淀粉 50 克拌匀;将荸荠泥包上豆沙馅做成梨形,沾匀干淀粉,拖一层鸡蛋清液,然后滚匀面包糠,插上牛肉丝做梨蒂,依次做完 10 个。炒锅上火,放油烧至六成热,将做好的雪梨逐个下锅,待炸成金黄色时捞起装盘即成。

【用　法】　佐餐食用。

【功　用】　清热化痰,消积止渴,除湿利水,降低尿酸。适用于痛风,咳嗽等。

 奶汁冬瓜

【组　成】　冬瓜 400 克,鲜牛奶 100 克,鲜汤 150 毫升,食盐 3 克,味精 2 克,白糖 1 克,生姜汁 2 克,湿淀粉 50 克,鸡油 25 克,黄酒 10 克。

【制　法】　将冬瓜去皮、瓤,洗净,顺瓜切成约 5 厘米宽曲长条,上屉蒸熟取出,绿皮面向下抹刀片成约 0.8 厘米厚的片,整齐地码放在盘中成两排。锅上火,放入鲜汤和鲜牛奶,加入生姜汁、食盐、味精、白糖、黄酒,将改好刀的冬瓜用手轻轻托入锅中,待开锅后晃锅淋入湿淀粉勾芡,再淋入鸡油,大翻炒锅即可出锅。

【用　法】　佐餐食用。

【功　用】　利水消肿,降低尿酸。适用于痛风,肾炎水肿等。

 奶白玉米粉冻

【组　成】　牛奶 250 克,玉米淀粉 100 克,鸡蛋清 50 克,白糖、香精各适量。

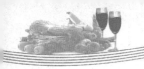

【制　法】　将牛奶、白糖倒入锅煮沸;将玉米淀粉用冷水调成稀糊状,慢慢注入奶锅中,搅拌匀煮沸。将蛋清用筷子抽打成泡状,调入煮沸的牛奶糊中,边加边搅,再滴入香精,趁热倒入模具内晾凉,放入冰箱内冷冻即成。

【用　法】　佐餐食用。

【功　用】　生津润肠,清热解毒,益肺养胃,降低尿酸。适用于痛风。

 ## 黄花菜炒鸡蛋

【组　成】　黄花菜250克,鸡蛋5个,食盐1克,黄酒8克,植物油50克,葱花、生姜丝各10克。

【制　法】　将干黄花菜用清水洗几遍,再用温水泡1小时左右,择洗干净,挤去水分,码齐从中间切断;将鸡蛋打入碗内,加食盐、黄酒调匀。炒锅上火,放油烧热,把鸡蛋倒入,炒熟后盛入盘内;锅内留底油,放葱花、生姜丝炝锅,下入黄花菜、鸡蛋煸炒,加入食盐,出锅即成。

【用　法】　佐餐食用。

【功　用】　益气养肾,降低尿酸。适用于痛风。

 ## 咸蛋黄烧茄子

【组　成】　咸鸭蛋4个,茄子300克,植物油300克(实耗约50克),食盐0.5克,葱花10克,味精0.5克,湿淀粉15克,鲜汤100毫升。

【制　法】　将咸鸭蛋放入锅中,加清水用中火煮熟,捞入冷水中稍浸,剥壳后切开蛋白,取出蛋黄,晾凉后切成1厘米见方的丁;茄子去蒂,削皮洗净,先切成宽、厚各2厘米的长条,再切成菱形块。炒锅上大火,放油烧至八成热,将茄块放油中,炸约2分钟,至茄块呈黄色,外皮起皱时,用漏勺捞出沥油;炒锅内留油35克,先下蛋黄丁煸炒几下,见出现泡沫时,再下茄块、食盐合炒1分钟,加入鲜汤,放入葱花,煮沸后焖2分钟,加味精翻匀,用湿淀粉勾薄芡,盛入盘中即成。

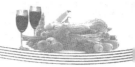

【用　法】　佐餐食用。

【功　用】　清热活血,养阴通络,降低尿酸。适用于痛风,咳嗽等。

 鱼香青菜

【组　成】　嫩青菜 400 克,植物油 25 克,辣豆瓣酱 5 克,酱油 5 克,醋 10 克,食盐、味精、白糖、湿淀粉、葱花、生姜末、蒜末各适量。

【制　法】　将嫩青菜洗净,切成长 3 厘米的段;辣豆瓣酱用刀剁成细泥;小碗中加入酱油、食盐、白糖、醋、味精、湿淀粉兑成汁水。炒锅上中火,放油烧至四成热,放入辣豆瓣酱炒至油红味香,再放入生姜、蒜末略炒,加入青菜炒至断生,倒入兑好的汁水,至芡成熟,撒上葱花,翻炒均匀即成。

【用　法】　佐餐食用。

【功　用】　清热解毒,散血消肿,降低尿酸。适用于痛风,便秘等。

 青菜炒平菇

【组　成】　青菜 300 克,平菇 50 克,白糖 2 克,生姜 5 克,黄酒 10 克,植物油 25 克,香油 10 克,食盐、味精各适量。

【制　法】　将青菜切段,平菇切块后用沸水焯一下。炒锅上火,放油烧热,放入青菜炒透,然后加入平菇稍炒,加入黄酒、食盐、味精,煸炒至熟,淋上香油即成。

【用　法】　佐餐食用。

【功　用】　清热消肿,降低尿酸。适用于痛风,便秘等。

 糖醋三丝

【组　成】　白菜心 200 克,鸭梨 150 克,山楂糕 100 克,白糖 30 克,白醋 20 克,食盐 1 克,香油 1 克。

【制　法】　将白菜心洗净,切成细丝,用食盐拌匀稍腌;鸭梨去皮、

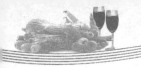

核,切成和白菜相同的细丝;山楂糕切成稍粗的丝备用。用手轻轻地挤出大白菜的水分,放入盘内,将梨丝码在白菜上,再放上山楂糕丝;将白糖和醋加少许清水搅溶,浇在三丝上,淋上香油即成。

【用　法】　佐餐食用。

【功　用】　清利肠胃,降低尿酸。适用于痛风,便秘等。

 酸甜泡菜

【组　成】　卷心菜1 000克,植物油20克,白糖50克,白醋30克,食盐1克,红曲粉2克,干红辣椒1个,生姜丝4克。

【制　法】　将卷心菜去老叶,拆成大块,洗净控干水分,放入盆内,用开水烫一下,将水分控净,倒入盆内。炒锅上火,放油烧热,下生姜丝、辣椒丝稍炸,浇在卷心菜上;白糖放入盆内,加入开水化开,放入食盐、白醋、红曲粉搅匀,浇在卷心菜上,腌6小时即成。

【用　法】　佐餐食用。

【功　用】　健脾开胃,降低尿酸。适用于痛风,高脂血症,脂肪肝,肥胖症等。

 素炒卷心菜

【组　成】　卷心菜400克,花椒10粒,植物油20克,食盐、味精、葱花、生姜丝各适量。

【制　法】　将卷心菜洗后控水,切成1.5厘米宽的条,再切成菱形块。炒锅上大火,放油烧至四成热,放入花椒炸出香味,颜色变褐红时,将花椒取出,放入葱、生姜丝炝锅,然后放入卷心菜翻炒,加入食盐,至卷心菜断生时,加入味精翻炒均匀即成。

【用　法】　佐餐食用。

【功　用】　开胃提神,降低尿酸。适用于痛风。

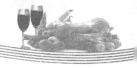

素咕噜肉

【组　成】　菜花 300 克,鸡蛋 1 个,鲜汤 50 毫升,醋 10 克,植物油 250 克(实耗约 25 克),食盐、味精、黄酒、胡椒粉、白糖、面粉、湿淀粉、发酵粉、葱花、蒜蓉、番茄酱各适量。

【制　法】　将菜花洗净,掰成小朵,放入沸水锅中煮至断生捞出,再放入冷水中过凉,控水后加入少许食盐、味精、胡椒粉略腌;鸡蛋打入碗中,加入面粉、湿淀粉、发酵粉搅匀成糊。炒锅上大火,放油烧至六成热,将菜花挂糊放入,炸至呈金黄色捞出控油;锅内留少许油,待油温四成热时加入番茄酱炒散,加入葱花、蒜蓉,烹入黄酒,然后依次加入醋、食盐、味精、白糖、鲜汤,汤沸后撇去浮沫,用湿淀粉勾芡,加入炸好的菜花,颠翻均匀即成。

【用　法】　佐餐食用。

【功　用】　开胃增食,降低尿酸。适用于痛风,胃及十二指肠溃疡等。

猴头烧菜花

【组　成】　鲜猴头菇 100 克,鲜菜花 100 克,葱花 15 克,青蒜 15 克,植物油、食盐、酱油各适量。

【制　法】　将猴头菇洗净,切片;菜花洗净,切细;一同放入油锅中,加油、食盐稍炒片刻,加水适量煨煮至将熟时,倒入葱花、青蒜和酱油同煮至沸,略加味精少许,再煮片刻即成。

【用　法】　佐餐食用。

【功　用】　补中益气,降低尿酸。适用于痛风,胃及十二指肠溃疡,骨质疏松症等。

蒜味绿苋叶

【组　成】　绿色苋菜叶 300 克,大蒜 4 瓣,食盐、醋、味精、香油各适量。

【制　法】　将苋菜叶洗净,入沸水中焯一下取出,放入凉开水中冷却一下,捞出控去水分;大蒜用刀拍为碎块,用刀剁为末备用;味精以温水浸泡。将苋菜叶与蒜末同入盘中,加入食盐、醋、味精水、香油拌匀即成。

【用　法】　早晚餐食用。

【功　用】　清热解毒,降低尿酸。适用于痛风,咽峡炎等。

雪里蕻炒茭白

【组　成】　茭白 400 克,腌雪里蕻 40 克,植物油 250 克(实耗约 50克),黄酒 10 克,鲜汤 150 毫升,白糖 10 克,酱油 10 克,味精 1 克,香油 2克,湿淀粉 20 克。

【制　法】　将茭白去根,削皮,洗净,对剖,拍松,切成 4 厘米长的条;腌雪里蕻洗净,控干,切碎待用。炒锅上火,放油烧至六成热,下茭白稍炸,见其呈收缩状,捞出沥油;锅内留底油约 30 克,将茭白、雪里蕻同时下锅煸炒,烹入黄酒,放入酱油、鲜汤、白糖、味精,转小火将汁煨稠,用湿淀粉勾芡,淋上香油,出锅即成。

【用　法】　佐餐食用。

【功　用】　清热化痰,除烦解渴,温中利气,降低尿酸。适用于痛风,糖尿病,咳嗽痰多,便秘等。

茼蒿炒萝卜

【组　成】　白萝卜 200 克,茼蒿 100 克,植物油 100 克,花椒 20 粒,味精、食盐、淀粉、香油、鸡汤各适量。

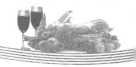

【制　法】　将白萝卜洗净,切成条;茼蒿洗净,切成段。锅置火上,放油烧热,放入花椒炸黑捞出弃去,再加入白萝卜条煸炒,加入鸡汤少许,翻炒至七成熟,加入茼蒿煸炒,加食盐、味精调味,熟透后用湿淀粉勾芡,汤汁明亮后加香油即成。

【用　法】　佐餐食用。

【功　用】　祛痰宽中,降低尿酸。适用于痛风,心悸,怔忡,失眠多梦,心烦不安,痰多咳嗽,腹胀等。

 凉拌芹菜

【组　成】　嫩芹菜 400 克,醋 10 克,酱油 5 克,香油 5 克,食盐、味精各适量。

【制　法】　将芹菜择去根、叶,洗净,切成 4 厘米长的段。炒锅上大火,加水煮沸,将芹菜放入烫至刚断生,迅速捞出放凉水中过凉,控水放碗中,加入食盐、酱油、味精、醋、香油,拌均匀后略静置一会儿,使芹菜入味后装盘即成。

【用　法】　佐餐食用。

【功　用】　润肺化痰,降脂降压,降低尿酸。适用于痛风,高血压病,高脂血症等。

 香脆芹叶

【组　成】　嫩芹菜叶 200 克,植物油 200 克(实耗约 20 克),食盐、味精、白糖、醋各适量。

【制　法】　将嫩芹菜叶择洗干净,控水。炒锅上大火,放油烧至七成热,下入芹菜叶炸 30 秒钟,至菜叶变墨绿色、发脆时捞出,控油盛入盘中;碗内加入食盐、味精、白糖、醋和少许凉开水,兑成调味汁,浇在芹菜叶上即成。

【用　法】　佐餐食用。

【功　用】　健脾养胃,降低尿酸。适用于痛风。

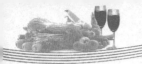

 ## 蕹菜三菇

【组　成】　蕹菜 150 克,柏子仁 30 克,姜片 3 克,蘑菇、金针菇各 100 克,草菇 10 粒。

【制　法】　柏子仁捣碎,用纱布包好,煎取汁 100 毫升;蘑菇、金针菇、草菇控干;蕹菜洗净,切段。炒锅倒入花生油烧热,下三菇过油捞起;蕹菜炒熟,沥干,加酱油、醋、香油、味精拌过,腌后排盘底;炒锅加油烧热,下生姜煸过,加酱油、柏子仁汤、醋、糖,倒入三菇,烧 5 分钟后加味精拨炒,盛于盘中菜上;锅中酌加水,调水淀粉、香油成稀芡,淋在菜上即成。

【用　法】　佐餐食用。

【功　用】　养心补虚,降低尿酸。适用于痛风,体弱厌食。

 ## 笋椒番茄

【组　成】　番茄 250 克,青椒 50 克,水发玉兰片 100 克,植物油 50 克,葱、姜丝、食盐、味精、素鲜汤、湿淀粉各适量。

【制　法】　将番茄投入开水锅内烫一下,去皮,切片;青椒切成滚刀块,用清水洗去青椒子;水发玉兰片切成薄片备用。炒锅上火,放入油烧热,先炸葱、姜,再加入番茄、青椒、玉兰片,然后加入食盐、味精、素鲜汤,煮开,用湿淀粉勾芡,翻锅即成。

【用　法】　佐餐食用。

【功　用】　健胃消食,清热解毒,降低尿酸。适用于痛风。

 ## 拌茄泥

【组　成】　茄子 350 克,香油 5 克,芝麻酱 10 克,食盐 1 克,香菜、韭菜、蒜泥各适量。

【制　法】　将茄子削去蒂托,去皮,切成 0.3 厘米厚的片,放入碗中,

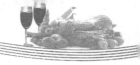

上笼蒸25分钟,出笼后略放凉;将蒸过的茄子去掉水,加入香油、食盐、芝麻酱、香菜、韭菜、蒜泥拌匀即成。

【用　法】　佐餐食用。

【功　用】　清热活血,止痛消肿,降低尿酸。适用于痛风,便血,热毒疮痈,皮肤疮疡等。

 酱油茄子

【组　成】　嫩茄子500克,植物油、生姜末、酱油、味精、白糖、香菜、鲜汤、食盐、香油各适量。

【制　法】　将茄子洗净,去皮,切成小块。炒锅上火,放入油烧至六成热,下茄子块炸至金黄色,捞出装盘;锅内留少许油,投入生姜末、酱油、白糖、食盐、味精、鲜汤,小火煮入味,将汁收浓取出,晾凉后浇在茄子上,上面撒少许香菜段,淋上香油即成。

【用　法】　佐餐食用。

【功　用】　清热活血,祛风通络,降低尿酸。适用于痛风,便血,热毒疮痈,脑血栓形成等。

 粉皮黄瓜

【组　成】　干粉皮100克,黄瓜100克,麻酱25克,食盐1克,醋25克,香油10克,蒜泥5克。

【制　法】　将黄瓜洗净,去根,切丝;粉皮放入盆内用热水泡软,切条;麻酱加凉水调开待用。将粉皮、黄瓜放入盆内,加入麻酱、食盐、醋、香油拌匀即成。

【用　法】　佐餐食用。

【功　用】　清热利尿,降低尿酸。适用于痛风,身热烦渴,咽喉肿痛,小便不利等。

麻蓉冬瓜

【组　成】　冬瓜500克,芝麻酱25克,香菜50克,葱花10克,香油20克,花椒10克,食盐1克,味精0.5克。

【制　法】　将冬瓜刮皮、去瓤,洗净,切棋子大块;香菜择洗净,切成段;芝麻酱加香油调稀。锅内放入清水,下冬瓜块,加花椒、食盐同煮至熟,汤汁渐少时,将稀芝麻酱淋入锅内,不断炒浓,装盘,上面撒上葱花和一半香菜;炒锅内放入剩余香油,烧热后倒在香菜和葱花上,撒上另一半生香菜即成。

【用　法】　佐餐食用。

【功　用】　利尿解毒,止渴除烦,降低尿酸。适用于痛风,水肿,暑热烦闷,疮疡痈肿等。

甜椒炒丝瓜

【组　成】　鲜丝瓜300克,甜椒100克,素鲜汤100毫升,生姜10克,蒜5克,味精1克,葱白10克,食盐2克,湿淀粉15克,胡椒粉1克,植物油50克,白糖5克。

【制　法】　将丝瓜去皮,洗净,切成4厘米长的节,再切成条;洗净的姜、葱、蒜分别切成姜丝、蒜丝、葱花;洗净甜椒,去子,切成丝。锅上火,注油,放甜椒,炒至五成熟,起锅待用;锅上中火,注入油,烧至六成热,放丝瓜,翻炒几下,加甜椒、生姜、葱白、蒜、素鲜汤,推炒几下,放食盐、胡椒粉、白糖、味精,炒匀入味,用湿淀粉勾薄芡,淋上明油,起锅装盘即成。

【用　法】　佐餐食用。

【功　用】　清心凉血,降低尿酸。适用于痛风,热病口渴,肠风痔漏等。

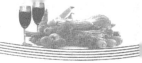

 锅烧丝瓜

【组　成】　丝瓜 200 克,植物油 200 克(实耗约 30 克),香油 10 克,面粉 20 克,食盐、味精、黄酒、生姜末各适量。

【制　法】　将丝瓜外皮刮去,洗净,切成 4 厘米长的段,放入碗中,用食盐、味精、姜末腌制;把面粉用清水调成糊,将脆好的丝瓜放入面糊中拌匀。炒锅上火,油烧热后把上糊丝瓜逐个煎黄,倒入漏勺中沥干油;原锅留少许油烧热,投入姜末、黄酒、食盐,再放一点水,然后放入炸好的丝瓜,稍烧一会儿,淋上香油即成。

【用　法】　佐餐食用。

【功　用】　祛暑清心,通络行血,利肠下乳,降低尿酸。适用于痛风,热病口渴,痰喘咳嗽,肠风痔漏,疔疮痈肿,妇女乳汁不下等。

 凉拌苦瓜

【组　成】　苦瓜 250 克,食盐、洋葱花、酱油、醋、香油各适量。

【制　法】　将苦瓜对切,去子,再对切,并切成薄片(愈薄愈好);将苦瓜片放入盘内,排放整齐;将酱油、醋、食盐、香油等调料和洋葱花淋于苦瓜片上,然后放入冰箱,随吃随取。

【用　法】　佐餐食用。

【功　用】　降压消暑,降低尿酸。适用于痛风,高血压病,中暑等。

 炒苦瓜辣椒

【组　成】　苦瓜 300 克,青辣椒 100 克,香油 10 克,食盐、味精、白糖、葱花、生姜丝各适量。

【制　法】　将苦瓜洗净,对切成两半,挖去子,斜切成厚片,撒上少许食盐略腌,最后控水;青辣椒去蒂、子,洗净,切成细丝。炒锅内放少许油,放入苦瓜煸炒,略煸出水分后盛入盘中。炒锅重上大火,放入香油烧

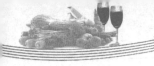
至六成,随即下入葱、生姜丝炝锅,然后下入苦瓜、青椒丝煸炒,最后下入食盐、白糖炒至入味,加入味精翻炒均匀即成。

【用　法】　佐餐食用。

【功　用】　开胃醒酒,降低尿酸。适用于痛风,食欲不振等。

凉拌胡萝卜丝

【组　成】　胡萝卜250克,香菜30克,食盐4克,味精2克,醋5克,生姜丝5克,酱油、白糖、香油各适量。

【制　法】　将胡萝卜去皮,洗净,切成细丝;香菜去杂,洗净,切碎;将胡萝卜丝放入温水中泡软,取出挤干水分,用生姜丝拌和装盆,上面放香菜;取小碗1只,放入酱油、白糖、醋、食盐、味精、香油调匀,浇在胡萝卜丝上即成。

【用　法】　佐餐食用。

【功　用】　健脾补虚,明目润泽,降低尿酸。适用于痛风,小儿疳积,夜盲症,胸膈痞满等。

奶油三色萝卜球

【组　成】　胡萝卜200克,白萝卜200克,青萝卜200克,牛奶100克,香油25克,食盐2克,味精1克,鲜汤250毫升,湿淀粉25克,鸡油10克,黄酒适量。

【制　法】　将3种萝卜去皮,洗净,切成大小相等的方块,然后再削成栗子大小的圆球,用开水煮透捞出,用冷水过凉,控干。锅上火,加香油烧热,下鲜汤、食盐、黄酒、味精、萝卜球煮透,再下牛奶,待汤汁微开,用湿淀粉勾薄芡,淋上鸡油即成。

【用　法】　佐餐食用。

【功　用】　健脾化滞,下气补中,降低尿酸。适用于痛风,小儿疳积,胸膈痞满等。

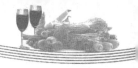

葱油萝卜丝

【组　成】　白萝卜 500 克，青葱 5 根，胡萝卜 50 克，香菇 50 克，鲜金针菇 100 克，开洋少许，食盐、植物油、糖、味精各适量。

【制　法】　将白萝卜、胡萝卜切丝，加食盐少许腌小时，挤去水分装碗；金针菇用冷开水冲洗净，切段；香菇蒸熟，切成丝；香菇、金针菇一起放在萝卜丝上；上放葱花，淋入热油，加少许白糖、味精拌和即成。

【用　法】　佐餐食用。

【功　用】　增进食欲，清火消食，顺气化痰，降低尿酸。适用于痛风，食积胀满，咳嗽等。

酸辣萝卜丝

【组　成】　白皮萝卜 250 克，红辣椒 2 个，香油 40 克，酱油、醋、味精、青蒜、湿淀粉各适量。

【制　法】　将萝卜洗净，去皮，切丝，越细越好，盛入碗内，食盐渍出水；将辣椒切成细长丝，青蒜切段。炒锅烧热，放香油，烧至八成热，先下辣椒丝爆炒，再下萝卜丝煸炒，然后加酱油、醋、味精、青蒜，翻炒几下，用湿淀粉勾芡，淋上香油即成。

【用　法】　佐餐食用。

【功　用】　消食开胃，降低尿酸。适用于痛风，食积胀满等。

糖醋萝卜卷

【组　成】　大萝卜 1 个，胡萝卜 1 个，黄瓜皮 50 克，白糖 50 克，醋 15 克，食盐、香油各适量。

【制　法】　将萝卜洗净，削去根蒂、皮，平放在案板上，右手拿刀，左手按在萝卜上，平刀片成大薄片；将胡萝卜和黄瓜皮切成细丝，然后将片好的萝卜连同胡萝卜丝和黄瓜丝一同放入盆内，加入适量食盐腌制，除

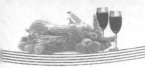

去汁水后加入白糖、醋、香油拌匀,腌至入味。将腌好的萝卜片平铺在案板上,先在每片的上边放入少许胡萝卜丝和黄瓜皮丝,然后卷成1.5厘米粗的萝卜卷,卷得越紧越好,全部卷好后斜刀将萝卜卷切成象眼块,转圈摆在盘内成花形,浇上少许腌萝卜的汁即成。

【用　法】　佐餐食用。

【功　用】　开胃增食,降低尿酸。适用于痛风。

凉拌西蓝花

【组　成】　西蓝花350克,黑木耳、白木耳、胡萝卜各50克,食盐、味精、白糖、白醋、香油各适量。

【制　法】　西蓝花掰成小朵,洗净,放入加食盐的沸水中焯一下,捞出用凉水投凉,沥净水分备用;黑、白木耳泡好,择洗干净,掰成小块;胡萝卜切成菱形块,与黑、白木耳一起也下沸水焯一下,捞出控净水分。将焯好的西蓝花及黑木耳、白木耳、胡萝卜放入盘中,加入食盐、味精、白糖、白醋、香油,拌匀即可。

【用　法】　佐餐食用。

【功　用】　开胃消食,生津止渴,降低尿酸。适用于痛风,对伴有糖尿病、高脂血症、高血压病、冠心病的患者尤为适宜。

凉拌三丝

【组　成】　青椒50克,白菜心150克,胡萝卜100克,香油20克,食盐1克,味精0.5克,白糖2克,醋10克。

【制　法】　将白菜心洗净,切成细丝;胡萝卜洗净,切成细丝;青椒去掉蒂、子,切成细丝。再将胡萝卜丝、青椒丝分别放入沸水锅内烫一下,捞出沥干水,将白菜丝、胡萝卜丝、青椒丝一起装入盘内,加入食盐、白糖、味精、醋拌匀,浇上香油即成。

【用　法】　佐餐食用。

【功　用】　补益肠胃,养肝明目,降低尿酸。适用于痛风,消化不

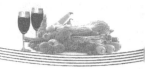

良等。

 青柿椒炒黄瓜

【组　成】　青柿椒 150 克,黄瓜 150 克,植物油 30 克,葱花 2 克,甜面酱 5 克,酱油 25 克。

【制　法】　将青椒洗净,去把、去子,切成 2.5 厘米见方的片,用开水烫一下,控水;黄瓜洗净,去根,切成斜刀片。炒锅上火,放油烧热,下青柿椒、甜面酱、葱花,煸炒 1 分钟,把黄瓜片下锅煸炒,烹入酱油,翻匀出锅即成。

【用　法】　佐餐食用。

【功　用】　清热除烦,消食开胃,降低尿酸。适用于痛风,消化不良等。

 青椒金针菇煲

【组　成】　青红椒 100 克,金针菇 250 克,食盐 2 克,植物油 50 克,香油 5 克,鲜汤 100 毫升,湿淀粉 5 克,香菜 10 克。

【制　法】　将青红椒一切两片,去子,洗净,切菱形块;金针菇剪去老根,洗净。炒锅烧热,加油用大火烧热,投入青红椒,煸炒至变色,加鲜汤、食盐、味精、金针菇滚煮至入味,淋入适量湿淀粉,用铁勺推拌均匀,勾成薄芡;煲放在火上,加底油烧热,放入香菜,倒入青椒、金针菇,淋上香油,加盖上桌即成。

【用　法】　佐餐食用。

【功　用】　温胃散寒,降低尿酸。适用于痛风,寒性胃痛,风湿痛,腰肌痛等。

 素炒洋葱丝

【组　成】　洋葱 300 克,食盐、黄酒、酱油、白糖、醋、植物油各适量。

【制　法】　将洋葱去根,剥去外壳,洗净,切成丝。炒锅上火,放油烧热,放入洋葱丝煸炒,烹入黄酒,加入酱油、食盐,继续煸炒,淋入食醋,推匀出锅即成。

【用　法】　佐餐食用。

【功　用】　清热化痰,解毒利尿,降低尿酸。适用于痛风,高血压病,高脂血症,肾炎水肿等。

 ## 葱油双脆

【组　成】　葱丝 25 克,海蜇皮 250 克,白萝卜丝 150 克,香油 50 克,食盐 1 克,味精 0.5 克,米醋 3 克,白糖 3 克。

【制　法】　将海蜇皮反复搓洗,去掉矾、碱味,放入八成开的水中烫脆,投凉控净水分;白萝卜洗净,去皮,切成细丝,用适量食盐腌去水分和海蜇同放容器里。把食盐、白糖、醋、味精放在海蜇里,葱丝放在海蜇上面,炒锅烧油至七成热浇在葱丝上,拌匀即成。

【用　法】　佐餐食用。

【功　用】　滋阴清肺,化痰开胃,降低尿酸。适用于痛风,风寒感冒咳嗽,痢疾,腹痛等。

 ## 糖 醋 蒜

【组　成】　青蒜 1 000 克,白糖 250 克,食盐 20 克,食醋 30 克。

【制　法】　将大蒜切去根、须,蒜茎可留半指长,放入缸内用清水浸泡 7 日,每天换一次水,把蒜的辣味泡出,然后再腌制。下缸时要一层蒜一层食盐,一天翻一次,4 日后捞出晒干,再把蒜皮簸去,下缸闷腌;把食盐放在水中化开,加糖、醋煮沸待凉后,再倒入蒜缸内。盐水要把蒜盖住,密封,存放 3 个月即成。如制作糖蒜数量较多时,腌糖醋蒜用的蒜,以小满前后的白皮蒜最好,紫皮蒜辣味大,破皮易烂,要防止雨水、生水进入腌缸内。

【用　法】　佐餐食用。

【功　用】　降脂降压,温中消食,降低尿酸。适用于痛风,糖尿病、冠心病、高脂血症、脑血管意外,痢疾等。

 ## 蒜蓉马齿苋

【组　成】　生大蒜头 10 瓣,马齿苋 100 克。

【制　法】　将大蒜头捣成泥状;马齿苋用沸水焯一下,切成段,与大蒜蓉拌匀,加味精、食盐适量,调匀即成。

【用　法】　佐餐食用。

【功　用】　清化大肠湿热,降低尿酸。适用于痛风,痢疾,泄泻等。

 ## 凉拌双耳

【组　成】　水发黑木耳 125 克,水发银耳 125 克,食盐 1 克,味精 0.5 克,白糖 5 克,香油 15 克,胡椒粉 0.3 克。

【制　法】　将水发黑木耳和水发银耳洗净,入沸水中烫一下立即捞出,冷却后沥干装盘,然后取碗 1 个,放入食盐、味精、白糖、香油、胡椒粉及少量凉开水,调匀后倒入黑木耳盘中拌匀即成。

【用　法】　佐餐食用。

【功　用】　滋阴润肺,降低尿酸。适用于痛风,尤其适合于伴有高脂血症、冠心病和脑血管意外的患者。

 ## 木耳炒面筋

【组　成】　水发黑木耳 100 克,面筋 100 克,水发玉兰片 100 克,青菜心 50 克,植物油 500 克(实耗约 100 克),葱花 15 克,生姜丝 15 克,食盐、湿淀粉、白醋、香油、味精、胡椒粉各适量。

【制　法】　将面筋切成象牙片;水发玉兰片、黑木耳洗净;青菜心切开,用水烫一下备用。面筋片用湿淀粉浆好,在锅中加植物油,油热后将切好的面筋放油中炸一下,漂起即捞;原锅留余油 50 克,将葱花、生姜丝

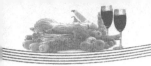

炸一下,炸出香味后倒入玉兰片、面筋片、黑木耳、青菜心,不断煸炒,加入食盐、味精、胡椒粉、白醋等,入味后用湿淀粉勾芡,淋上香油即成。

【用　法】　佐餐食用。

【功　用】　益气健脾,降低尿酸。适用于痛风,尤其适合于伴有高脂血症、冠心病和脑血管意外的患者。

 双耳蘑菇

【组　成】　水发黑木耳100克,水发银耳100克,鲜蘑菇50克,绿菜叶50克,熟笋片50克,鲜汤750毫升,食盐、酱油、味精、香油各适量。

【制　法】　将黑木耳、银耳分别用清水洗净,去蒂,撕成小块,沥净水,同放碗内;蘑菇剪去根,洗净后入沸水锅中略焯捞出,挤干水,切成厚片;绿菜叶洗净备用。汤锅上大火,倒入鲜汤,下笋片煮沸,下黑木耳、银耳、蘑菇片,加食盐、酱油、绿菜叶,煮沸后撇去浮沫,加味精,淋上香油,出锅装入大汤碗内即成。

【用　法】　佐餐食用。

【功　用】　防癌抗癌,美容减肥,降低尿酸。适用于痛风,尤其适合于伴有高脂血症、冠心病和脑血管意外的患者。

八宝苹果

【组　成】　苹果8个,白糖300克,淀粉25克,糯米30克,瓜子仁10克,蜜枣25克,青梅25克,橘饼25克,桃仁25克,葡萄干25克,山楂糕25克,糖桂花少许。

【制　法】　将苹果去皮,挖空心,蒂切下作盖;糯米淘洗干净,加水上笼蒸熟,取出待用;瓜子仁、桃仁、青梅、橘饼、蜜枣、山楂糕等切成小丁。将各种丁料加白糖、葡萄干、糖桂花一起搅拌成馅,然后装入苹果内、盖上盖即成原状苹果;将装好的苹果放在大盘内上笼蒸熟,取出后放入大平盘;在炒锅内加入清水、白糖、糖桂花一起熬成浓汁,湿淀粉勾芡,撒上山楂糕丁,浇在苹果上即成。

【用　法】　佐餐食用。

【功　用】　降低尿酸。适用于痛风。

葡萄干酿苹果

【组　成】　大个苹果8个，葡萄干30克，青梅20克，蜜枣20克，柿饼20克，核桃仁20克，山楂糕20克，白糖30克，糖桂花、湿淀粉各适量。

【制　法】　将苹果洗净，用尖刀在果蒂处旋下蒂把作盖用，挖去果核；将葡萄干、青梅、蜜枣、柿饼、核桃仁均切成细丁，与山楂糕泥拌匀作馅，分别装入苹果内，盖上果蒂盖，上笼用大火蒸透取出，放入盘中，去果蒂盖。炒锅上火，放入清水、白糖、糖桂花，煮沸后用湿淀粉勾芡，浇在苹果上即成。

【用　法】　佐餐食用。

【功　用】　补益气血，健脾开胃，降低尿酸。适用于痛风，不思饮食，脘闷纳呆，暑热心烦等。

莲蓬香蕉

【组　成】　香蕉750克，绿樱桃10个，瓜条15克，大枣15克，青梅15克，葡萄干15克，去皮桃仁15克，瓜子仁15克，白糖50克，蜂蜜30克，红樱桃末、红色萝卜末、香油、桂花酱、淀粉、面粉、香精各适量。

【制　法】　将香蕉去皮，上笼蒸熟后压成泥，加适量淀粉、面粉、鸡蛋清调匀；绿樱桃从中间切一刀；瓜条、大枣、青梅、葡萄干、桃仁、瓜子仁等切小丁，加桂花酱、白糖制成馅；鸡蛋清和干淀粉、面粉调成糊。取10个羹匙，内部抹一层熟猪油，将10片香蕉挂蛋糊放入，尖部放少量红樱桃末；再取5个酒盅装入香蕉泥，中间酿入和好的馅，点缀上绿樱桃即成莲蓬状，上笼用小火蒸熟，取出摆在盘子中间；匙内的香蕉片下四成熟的油锅中炸熟成莲花瓣，捞出摆在盘子外围。炒锅上火，加入清水、白糖、蜂蜜，煮溶化后撇去浮沫，浇在莲蓬上，荷花瓣上撒上白糖即成。

【用　法】　佐餐食用。

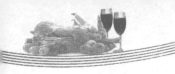
【功　用】　降低尿酸。适用于痛风。

 ## 什锦香蕉丁

【组　成】　去皮香蕉 100 克,去皮苹果 50 克,蜜枣肉 50 克,白果肉、栗子肉、去皮去芯莲子 50 克,白糖 50 克,柿饼、罐头橘子、罐头荸荠、罐头菠萝、湿淀粉各适量。

【制　法】　将香蕉、苹果、蜜枣、白果、栗子、莲子、橘子、荸荠、柿饼、菠萝均切成碎丁。炒锅上火,放入清水,先加入莲子、白果、柿饼、蜜枣、橘子、白糖,煮沸后用湿淀粉勾芡,再加入栗子、苹果、香蕉、菠萝、荸荠,待炒匀后出锅,倒入大汤碗中即成。

【用　法】　佐餐食用。

【功　用】　补脾益胃,止咳化痰,降低尿酸。适用于痛风,高血压病,便秘,咳嗽等。

 ## 山楂雪梨丝

【组　成】　梨 800 克,山楂 15 个,白糖 30 克,桂花酱 3 克,芝麻仁适量。

【制　法】　将山楂洗净,焯水后晾干水分。炒锅上火,加清水少许,下白糖、桂花酱,熬至糖液能拔出丝时,下入芝麻仁、山楂,使山楂沾匀糖浆,取出摆在圆盘周围;将梨洗净,去皮,切丝,加白糖拌匀,装在盘子中间即成。

【用　法】　佐餐食用。

【功　用】　生津化痰,开胃消食,降低尿酸。适用于痛风,咳嗽,噎膈,便秘等。

 ## 梨脆双丝

【组　成】　梨 2 个,嫩黄瓜 2 条,胡萝卜 1 个,白醋、食盐、香油各适量。

【制　法】　将梨洗净,去皮、核,将果肉切成细丝,放淡盐水中泡片刻,捞出,沥干;将黄瓜洗净,切成同梨大小相等的细丝,然后放入碗内,撒上食盐腌10分钟;将胡萝卜洗净,放沸水中烫透,捞出,切去两端,再切成细丝;将黄瓜丝中的食盐水挤去,将梨丝和胡萝卜丝放在黄瓜丝上,加入食盐、白醋,拌匀后扣入盘内,淋上香油即成。

【用　法】　佐餐食用。

【功　用】　润肺生津,清热除烦,降低尿酸。适用于痛风,热病伤津口渴,糖尿病,热咳等。

八宝梨罐

【组　成】　梨子500克,青红丝40克,桂圆肉40克,糯米50克,白糖30克,核桃仁、橘饼、青梅、瓜子仁、大枣、冬瓜条、桂花酱、植物油各适量。

【制　法】　将梨洗净,削去皮,去掉梨把,在梨的顶端切下一块作盖用,再挖出梨核,做成罐状;将罐状梨放入开水中稍烫,捞出沥去水;糯米淘洗干净,放入碗中,加入清水,装入笼蒸至八成熟时取出;大枣、桃仁去皮去核,切成方丁;将桂圆肉、橘饼、青梅、冬瓜条均切成小方丁。炒锅上火,放入清水,用大火煮沸,加入大枣、桃仁、桂圆肉、橘饼、青梅、冬瓜条小方丁稍焯,用漏勺捞出,沥去水,放入碗中,加入白糖、桂花酱、植物油、瓜子仁、蒸过的糯米,拌成馅,装入梨罐内,盖好盖;青梅切成细条,装在梨盖上做梨把,放入盘中,装入笼,用中火蒸30分钟左右取出,撒上青红丝;炒锅上火,放入清水、桂花酱、白糖,用大火煮沸,浇在梨上即成。

【用　法】　佐餐食用。

【功　用】　润肺化痰,补益气血,降低尿酸。适用于痛风,热病伤津口渴,糖尿病,热咳,噎膈,便秘等。

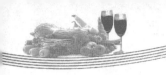

 ## 杜果冻

【组　成】　杜果 2 个,牛奶 100 克,白糖 15 克,琼脂 3 克。

【制　法】　将琼脂用开水泡软,再煮化;将杜果榨汁;将牛奶放入锅中,煮开加白糖,至白糖溶化,离火晾凉,加入琼脂、杜果汁,搅匀,倒入容器中,置冰箱内冷冻即成。

【用　法】　佐餐食用。

【功　用】　滋补强身,降低尿酸。适用于痛风,食欲不振,晕眩呕吐,咽痛音哑,咳嗽痰多,气喘等。

 ## 金丝黄橘

【组　成】　净橘子 250 克,鸡蛋黄 1 个,香油 20 克,青红丝、面粉、湿淀粉、白糖、苏打各适量。

【制　法】　先取碗 1 只,将淀粉、面粉、香油、鸡蛋黄、苏打放入,调糊。炒锅上火,放油烧热,下入挂糊的橘子,炸至糊酥取出;炒锅上火,放油及白糖,待白糖汁无小泡后,放入炸好的橘子,翻炒,然后离火,撒上青红丝即成。

【用　法】　佐餐食用。

【功　用】　开胃理气,降低尿酸。适用于痛风,消化不良,脘腹痞满等。

 ## 葡萄蜜汁藕

【组　成】　葡萄 250 克,鲜藕 350 克,糯米 100 克,猪网油 1 张(重约50 克),蜂蜜 250 克,冰糖、桂花卤、食碱各适量。

【制　法】　先选用粗节大藕,切去一端的藕节,洗净孔中的泥沙,控净水待用;葡萄用凉开水洗净;糯米淘洗干净,晾干水分;由藕的一头切开,将米灌满,最后将切开处用刀把轻轻地砸平,以防漏米。取砂锅加清

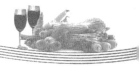

水煮灌好米的藕,用大火煮开后,盖好盖,移到小火上煮,待煮至五成熟时,在水中加入少许食碱,继续煮烂为止,待藕变红色,捞出晾凉,削去藕的外皮;扣碗底垫入网油,再把藕修去两头,切成3毫米厚的圆片,成3排码入碗内,加入蜂蜜、冰糖、桂花卤,再盖上网油,上笼用大火蒸,待糖完全溶化后取出,翻在盘内,去掉网油渣、桂花卤渣,四周放上葡萄即成。

【用　法】　佐餐食用。

【功　用】　养心除烦,益血开胃,清热止渴,降低尿酸。适用于痛风,气血虚弱,肺虚久咳,肝肾阴虚,心悸盗汗等。

薄荷鲜桃

【组　成】　鲜桃500克,冰糖50克,山楂糕5克,薄荷5克。

【制　法】　将鲜桃洗净,去皮,从中间竖着切开去核,切成1厘米厚的半圆块,放在瓷杯内;薄荷洗净,放在鲜桃上面;山楂糕切成小斜象眼片;冰糖用350毫升开水化开,过罗后倒入盛鲜桃的瓷杯内,取洁净细白布一块,蒙在杯口上面。上笼蒸约40分钟,待桃已蒸熟,薄荷味已浸入桃内时取出,撤去薄荷包和白布,盖上杯盖,放在冰箱内冰一下,吃时将薄荷鲜桃倒在汤盘中,撒上山楂糕片即成。

【用　法】　佐餐食用。

【功　用】　辛凉解表,生津开胃,降低尿酸。适用于痛风。

雪塌桃脯

【组　成】　鲜桃750克,鸡蛋(取清)3个,冰糖100克。

【制　法】　将鲜桃洗净,去皮、核,切瓣,放入盆中,加清水浸泡3分钟后捞出,放入开水锅中稍焯,捞出放入大碗内,上笼蒸熟取出,扣入盘内;用筷子将鸡蛋清抽打成蛋泡,放在开水锅内烫成蛋花。锅上火,加入清水、冰糖熬化,收浓汁,起锅浇在桃上,再盖上雪花蛋即成。

【用　法】　佐餐食用。

【功　用】　养胃生津,润肺化痰,降低尿酸。适用于痛风,咳嗽等。

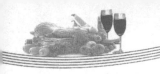

樱桃杏仁冻

【组　成】　樱桃 50 克,甜杏仁 50 克,白糖 30 克,琼脂适量。

【制　法】　将樱桃洗净,放入盆内,加入开水闷烫后捞出,剥去皮,捅出核,装入碗中;将杏仁放入碗中,加入开水闷泡后,滗去水,将杏仁去皮,剁碎,上石磨磨成细糊,装入碗中,加入清水搅匀,倒入净纱布内,挤压取浆,去渣;琼脂洗净,放入碗中,然后加清水,上笼蒸约 20 分钟取出。炒锅上火,放入杏仁浆、白糖、琼脂,大火煮沸,撇去浮沫,倒入盛有樱桃的碗内,待凉后放入冰箱里冰镇。炒锅上火,放入清水、白糖,煮沸后将锅离火,倒入碗内,待凉后用冰镇上;取出冰镇的樱桃杏仁冻,用刀在碗里斜划几道,直划几道,使其成为菱形片状,再加入冰镇好的糖水,待樱桃、杏仁冻在糖水中浮起即成。

【用　法】　佐餐食用。

【功　用】　滋补润肺,止咳平喘,降低尿酸。适用于痛风,气短心悸,倦怠食少,咽干口渴等。

枇杷银耳

【组　成】　鲜枇杷 250 克,干银耳 50 克,白糖 30 克,湿淀粉适量。

【制　法】　将枇杷洗净,去皮、核,切成小片;银耳水发,择洗干净,放入碗中,加入清水,装入笼,蒸至熟烂取出。炒锅上火,放入清水、白糖,煮沸后放入银耳、枇杷,煮沸后用湿淀粉勾芡,出锅倒入汤碗内即成。

【用　法】　佐餐食用。

【功　用】　清润肺燥,养胃生津,降低尿酸。适用于痛风,肺热咳嗽,潮热口渴,脾胃不和所致的呕吐,呃逆,脘腹胀满等。

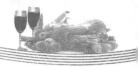

 菠萝杏仁冻

【组　成】　罐头菠萝 500 克,甜杏仁 100 克,白糖 30 克,琼脂、杏仁精各适量。

【制　法】　将杏仁用开水稍泡后,捞出去皮剁碎,磨成浆,过滤去渣;菠萝切片;琼脂放入碗内,加入清水,上笼蒸化后取出,过滤去渣。炒锅上火,倒入杏仁浆,加入琼脂,用大火煮沸,然后放入杏仁精,搅匀后盛入碗内,晾凉装入冰箱冷冻;原锅洗净上火,加入清水、白糖,用大火煮沸后,装入盆中,晾凉放入冰箱冷冻,然后取出待用;将杏仁冻划成菱形块,并放入凉糖水内,待块浮上糖水面时,撒入菠萝片即成。

【用　法】　佐餐食用。

【功　用】　润肺止咳,养胃生津,降低尿酸。适用于痛风,消化不良,泄泻,咳嗽,糖尿病等。

 菠萝烧面筋

【组　成】　菠萝丁 100 克,鸡蛋 3 个,洋葱丝 25 克,芹菜末 25 克,胡萝卜丝 25 克,味精、胡椒粉、淀粉各适量。

【制　法】　将鸡蛋打入,再加上味精、胡椒粉、洋葱丝、芹菜末、胡萝卜丝搅匀。炒锅上火,放油烧热,下入蛋糊炒熟;菠萝丁放入锅中,加水适量,置火上煮开,然后用淀粉勾芡,浇在炒好的鸡蛋上即成。

【用　法】　佐餐食用。

【功　用】　清暑益气,降低尿酸。适用于痛风。

 糖醋熘翠衣

【组　成】　西瓜皮 300 克,白糖 30 克,醋 50 克,食盐 1.5 克,鸡蛋(取清)3 个,葱花 5 克,蒜蓉 5 克,湿淀粉 50 克,干淀粉 10 克,面粉 10 克,植物油 500 克(约耗 50 克)。

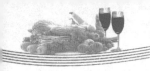

【制　法】　将西瓜外皮削去,留内皮肉,切成2.5厘米宽、4厘米长的片共20片;把白糖、醋、食盐、葱花、蒜蓉、湿淀粉加适量的清水兑成糖醋汁;鸡蛋清、面粉、干淀粉和植物油搅成糊,把瓜片放入抓匀。炒锅上大火,放油烧至六成热,逐个下入瓜片,炸成两面柿黄色时捞出控油;炒锅上大火,将兑好的糖醋汁倒入锅内,汁沸时淋上热油,再下入炸好的瓜片,翻两个身出锅装盘。

【用　法】　佐餐食用。

【功　用】　清热解暑,生津止渴,降低尿酸。适用于痛风,暑热疰夏,小便不利,咽喉疼痛等。

(六)控制痛风主食方

 什锦果汁饭

【组　成】　粳米、牛奶各250克,白糖200克,苹果丁100克,菠萝丁50克,蜜枣丁、葡萄干、青梅丁、碎核桃仁各25克,番茄沙司、玉米淀粉各15克。

【制　法】　将粳米淘洗干净,放入锅内,加入牛奶和适量清水焖煮成软饭,再加入白糖150克拌匀;将番茄沙司、苹果丁、菠萝丁、蜜枣丁、葡萄干、青梅丁、碎核桃仁放入锅内,加入清水300毫升和白糖50克煮沸,用玉米淀粉勾芡,制成什锦沙司;将米饭盛入小碗,然后扣入盘中,浇上什锦沙司即成。

【用　法】　作正餐食用。

【功　用】　调补五脏,降低尿酸。适用于痛风。

 青菜饭

【组　成】　粳米500克,植物油35克,青菜400克,食盐4克,葱花10克。

【制　法】　将粳米淘洗干净;青菜择洗净,切成 2 厘米长的小段;葱洗净,切末。炒锅上火,放油烧热,放入葱花及青菜煸炒几下,盛出;炒锅上火,放入 600 毫升清水,加入粳米烧煮,用铲搅拌,再放入油菜、植物油同煮,用铲大翻几遍,使饭菜拌匀,见米粒发涨、米汤收紧快断生时,加盖改小火焖 7～8 分钟即熟。

【用　法】　作正餐食用。

【功　用】　散血清热,通利肠胃,降低尿酸。适用于痛风,便秘等。

 ## 木樨金饭

【组　成】　粳米 500 克,鸡蛋 4 个,番茄 2 个,食盐 10 克,植物油 25 克,生姜末 2 克。

【制　法】　将粳米淘洗干净,放入锅里,加适量水,用大火煮开,再改用小火焖熟,米粒不要太软;将鸡蛋打在碗内,加少许食盐打匀;番茄洗净,去子,切成薄片。炒锅上火,放油烧至七成热,倒入蛋液摊熟,捣成小块,放生姜末,倒入米饭及番茄片,放入食盐,炒匀出锅即成。

【用　法】　作正餐食用。

【功　用】　滋阴润燥,养血安神,降低尿酸。适用于痛风,失眠等。

 ## 炸藕饺

【组　成】　粳米 2 500 克,莲藕 2 500 克,牛奶 15 克,葱花 250 克,鲜生姜末 50 克,食盐 10 克,胡椒粉 2 克,植物油 2 500 克(约耗 100 克),香油 75 克,味精适量。

【制　法】　将莲藕去节,削去外皮,洗净,切成小丁;炒锅上大火,加入香油,烧热后下入藕丁炒匀,加水煮沸,再加水煮熟,捞出放在砧板上剁成细蓉,放入盆内,加入香油、食盐、牛奶、胡椒粉、味精、葱花、生姜末,搅拌均匀成为馅料;粳米用温水淘洗干净,沥水,磨成细粉。炒锅上大火,加水煮沸,将米粉徐徐倒入锅中,边倒边用木棍搅动,搅至米粉上劲、呈团状,全熟不黏手时起锅;将米粉团包湿布,揉匀揉透成团,并将湿布

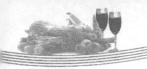

盖在米粉团上饧面;稍揉几下,搓成长条,揪成50个剂子逐个搓圆,用抹过油的刀面平拍成圆皮,均匀地包入馅料,捏成半圆形饺子生坯。炒锅上大火,放油烧至八成热,将饺子生坯一个个下入油中,炸至饺坯向外吐水,发出"哧哧"声响并呈金黄色时起锅,捞出沥油即成。

【用　法】　作正餐食用。

【功　用】　清热消瘀,健胃益气,收敛止血,降低尿酸。适用于痛风,胃及十二指肠溃疡等。

 ## 桂花玉米笋

【组　成】　玉米笋300克,白糖500克,植物油500克(约耗75克),干淀粉500克(约耗50克),糖桂花15克,鸡蛋1个。

【制　法】　将粗细一致、长短相仿的玉米笋洗净,沥干水,先放少许糖桂花拌和,再入干淀粉内拍粉;鸡蛋打开,分出鸡蛋清与蛋黄,以蛋黄、淀粉、适量水制糊,放玉米笋入内挂糊。炒锅上火,放油烧至五成热,将玉米笋逐条下锅炸,至外层硬脆时,捞出沥油;炒锅上火,放入白糖和清水,煮开,改用小火熬糖,至糖液火候恰当时,离火倒入油炸后的玉米笋,撒上糖桂花,拌和均匀,待玉米笋逐条散开后,即可装盘。

【用　法】　早晚餐食用。

【功　用】　利水通便,降低尿酸。适用于痛风、便秘等。

 ## 奶黄糯米糍

【组　成】　干糯米粉70克,白糖80克,奶粉15克,猪油5克,椰丝10克,鸡蛋1/2只,麦淀粉10克,面粉10克,白脱油30克。

【制　法】　将糯米粉放入台板上围成粉塘,加入白糖、猪油、奶粉、沸水揉成面团;鸡蛋打入盛器内,加白糖、白脱油、麦淀粉、奶粉、面粉、清水搅拌均匀;另取锅放入清水煮温热后倒入盛器内用勺搅成糊状,然后上笼蒸片刻,制成奶黄馅。糯米团搓成长条切成段,用手指将粉段捏成酒盅形,包入奶黄馅,收拢封口再搓成长圆形。将制好的糯米糍坯,放入

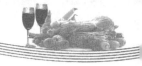

沸水锅稍煮取出,沥水,倒入椰丝内,滚上椰丝后装盆,并排列整齐。

【用　法】　早晚餐食用。

【功　用】　益气生津,降低尿酸。适用于痛风。

 大麦饭

【组　成】　大麦仁 500 克。

【制　法】　将大麦仁淘洗干净,放入锅中,加入清水适量,用大火煮沸后转用小火焖至大麦仁熟,出锅即可食用。

【用　法】　作正餐食用。

【功　用】　养胃宽肠,利水通便,降低尿酸。适用于痛风,便秘等。

 奶汤茭白汤面

【组　成】　面条 250 克,植物油 10 克,鸡油 3 克,茭白 200 克,白菜心 25 克,奶汤 300 毫升,食盐 2 克,味精 0.5 克,黄酒 2 克,葱 10 克,生姜 1 克。

【制　法】　将茭白去皮,切成滚刀块,放入开水中煮几分钟,取出,沥干水分;白菜心切小块。炒锅上火,放油烧热,放葱、生姜末煸出香味,放白菜心煸炒,至断生时,烹黄酒,加奶汤、食盐、味精,煮开后下入面条煮熟,把茭白块放入汤内再煮开,淋入鸡油即成。

【用　法】　早晚餐食用。

【功　用】　清热化痰,除烦解渴,催乳降压,降低尿酸。适用于痛风,支气管炎,高血压病,失眠等。

 番茄炒面

【组　成】　面条 500 克,番茄酱 50 克,洋葱丝 200 克,食盐 5 克。

【制　法】　将锅上火,放入清水煮开,下入切面煮熟,捞出后放入冷水中投凉,再捞出,沥干水分。炒锅上火,放入油烧热,放入番茄酱煸炒

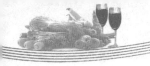

出红油后，加入食盐、切面翻炒，再用小火焖一小会儿，放入洋葱丝，炒出葱香即成。

【用　法】　早晚餐食用。

【功　用】　生津止渴，健胃消食，降低尿酸。适用于痛风，食欲不振等。

 什锦素包

【组　成】　面粉 400 克，面肥 100 克，水发海米 25 克，鸡蛋 5 个，水发黑木耳 25 克，细粉丝、茭白各 100 克，笋尖、香菇各 25 克，油菜心 50 克，黄花菜 15 克，香油 100 克，食盐 5 克，胡椒粉 2 克，味精 1 克，葱花、生姜末各 10 克，食碱适量。

【制　法】　将面粉放入盆内，加面肥及 200 毫升水和成面团，发酵后，加碱揉匀，揪成 40 只面剂，擀成圆皮。将海米、笋尖、黑木耳、香菇、黄花、茭白、油菜心切成米粒大小；鸡蛋炒好后剁成末；细粉丝用热水泡开，剁碎；将以上加工好的食材放入盆内，加入香油、食盐、胡椒粉、味精、葱、生姜拌匀成馅。将素馅包入面皮中，包成菊花形有褶包子，入笼蒸 20 分钟即成。

【用　法】　早晚餐食用。

【功　用】　清热降火，滋阴润燥，降低尿酸。适用于痛风。

 果酱面包

【组　成】　优质面粉 500 克，鲜酵母 50 克，鸡蛋 3 个，山楂酱 100 克，白糖 100 克，植物油 20 克，食盐 5 克。

【制　法】　在盆内放鲜酵母，用温水调匀，打入鸡蛋，加白糖 80 克和面粉和匀，40 分钟后面团胀起，将面团放案板上，揉成条，揪成 10 个剂子，擀成圆片，每片抹上 10 克果酱，每个捏合成饺子形，逐个放在刷油的烤盘上，再放进烤炉，烤约 10 分钟，即可出炉；将 1 个鸡蛋打在碗内搅成稀泡，放入 150 毫升水和 20 克白糖，在锅内煮开，待冷却后加入蛋液调

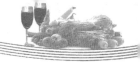

匀,刷在烤好的面包上即成。

【用　法】　早晚餐食用。

【功　用】　补脾养胃,滋阴养血,降低尿酸。适用于痛风。

　　　素 炒 饼　　　

【组　成】　烙饼 250 克,净白菜 100 克,植物油 30 克,酱油 25 克,葱花 5 克,食盐 2 克。

【制　法】　将烙饼切成 5 厘米长细丝,白菜洗净后切细丝。炒锅上火,放油烧热,放入饼丝,过油后盛入盘内;原锅放油,下葱花炝锅,放入白菜丝煸炒,加酱油、食盐炒几下,放入饼丝,加少许水,盖上盖用小火焖一会儿,见饼焖透,用铲搅匀出锅即成。

【用　法】　早晚餐食用。

【功　用】　健脾清热,降低尿酸。适用于痛风。

　　　酸奶薄煎饼　　　

【组　成】　精白面粉 500 克,酸牛奶 1 瓶(约 225 克),蜂蜜 50 克,白糖、猪油各适量。

【制　法】　将酸牛奶、白糖分别拌入白面粉中,加入 100 毫升左右清水,搅拌成较稠的面浆。平底锅后刷上猪油,舀上一匙酸奶面浆,摊成薄饼,小火煎至两面淡黄色;蜂蜜加少许水和白糖,用小火熬成较稠的糖浆,涂在薄饼上,薄饼对折装盆。

【用　法】　早晚餐食用。

【功　用】　补气润燥,降低尿酸。适用于痛风。

　　　油酥烧饼　　　

【组　成】　面粉 800 克,植物油 100 克,芝麻 60 克,食盐 3 克,花椒粉 2 克,食碱 5 克,面肥 100 克。

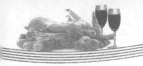

【制　法】　将面肥放盆内,加温水调匀,再放入 700 克面粉和成面团;将 100 克面粉放入烧热的植物油内和成油酥面备用;将发好的面团加入碱水,揉均匀面至光滑时,擀成薄片,上面撒匀花椒粉、食盐、植物油、酥面,由一端向里卷起,切成 50 克 1 个的剂子,逐个按成圆饼,将一面粘上芝麻。平底锅上火烧热,放上饼坯,烙至两面呈焦黄色时,移至炉内烤至鼓起时即熟。

【用　法】　早晚餐食用。

【功　用】　补中益气,健脾开胃,降低尿酸。适用于痛风,食欲不振等。

 ## 丁香饼

【组　成】　面粉 500 克,绿豆芽 500 克,水粉条、净笋、菠菜各 150 克,香油 50 克,味精 2 克,食盐 10 克,面肥 50 克,食碱 5 克。

【制　法】　将豆芽去根须和豆皮,用开水烫一下,放在凉水中过凉,捞出切 2～3 刀,挤去水分;水粉条剁碎;菠菜择洗干净,用开水焯过,剁碎;净笋切碎备用;把绿豆芽、水粉条、菠菜和笋放入盆内,加入食盐、味精和香油拌匀成馅。将面粉 350 克加面肥及水和成面团发酵,将 150 克面粉加碱水和成水调面团,然后将两种面团揉在一起,稍饧;将面团揉匀后,搓成条,揪成 60 个剂子,擀成薄片,每两片中间包上馅,周围捏上花边,逐个做好后,上屉蒸 15 分钟即熟。

【用　法】　早晚餐食用。

【功　用】　清补养血,降低尿酸。适用于痛风,贫血等。

 ## 烤酥饼

【组　成】　面粉 1 000 克,白糖 300 克,桂花 20 克,青梅 20 克,核桃仁 20 克,芝麻 100 克,香油 30 克,苏打 2 克,植物油 300 克。

【制　法】　将盆中放 300 克面粉,倒入六成热的油锅中,搅拌均匀,呈浅黄色时捞出,晾凉即为油酥;核桃仁、青梅均切小丁;将面粉 100 克加

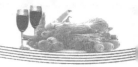

白糖、桂花、香油、青梅丁、核桃仁放在一起拌成馅。将 30 克面粉放另一盆内加 50 毫升凉水,调成稀面糊;将余下的面粉放盆中加苏打,用 300 毫升温水和成面团。案板上刷层油,将面团放上反复揉揣,擀成大片,放上油酥,摊平,卷起长卷,切成 20 个面剂,逐个擀成圆皮,分别包进约 200 克馅,收严口,按扁,在正面刷上稀面糊,粘上芝麻,做成饼坯。平底锅上火,抹油烧到六成热,放入饼坯,见底部呈黄色,翻个烙另一面,至八成熟,放入烤炉内,约 8 分钟即成。

【用　法】 早晚餐食用。

【功　用】 滋养肝肾,降低尿酸。适用于痛风。

 ## 甜酥烧饼

【组　成】 面粉 500 克,白糖 250 克,植物油 120 克,桂花 25 克,食碱 3 克,面肥 50 克。

【制　法】 将 150 克面粉放盆内,将植物油上火烧热,倒入面粉盆内拌成油酥;将白糖、50 克面粉和桂花放一起拌成糖馅。将面肥放在另一盆内,用温水调匀,加入 300 克面粉和成面团,盖上湿布发酵;将发好的面团加入碱水揉匀,面光滑,放案板上,擀成薄片,撒上油酥抹匀,折叠三层再擀开,卷成长卷,切成 10 个剂子,擀成圆皮,包入糖馅,收口按扁。将平锅上火烧热,逐个放入饼坯,用中火烤至两面呈焦黄色并稍鼓起,即可取出。

【用　法】 早晚餐食用。

【功　用】 补中和胃,降低尿酸。适用于痛风。

 ## 大 虾 酥

【组　成】 面粉 500 克,猪油 175 克,鸡蛋 1 个,山药 250 克,冰糖 30 克,白糖 30 克,青梅 25 克,芝麻 15 克,红丝、红色素各适量。

【制　法】 将山药洗净,去皮,上屉蒸熟,取出放盆内,碾成泥;将锅内放猪油 25 克,加入白糖、冰糖及少许水,上火熬至起泡时,加入山药泥,

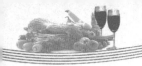

炒匀后,倒入盆内晾凉;再将青梅、芝麻、红丝加入盆内,拌匀成馅。将200克面粉加100克猪油拌匀成油酥;将余下的面粉倒入盆内,加猪油50克,温水125毫升,和成水油面团;将水油面团放案板上,擀成大片,撒上油酥抹匀,卷成长卷,切成20个面剂,将口收严,揉成馒头状,再搓成10厘米长,两头稍尖的菱形,将一端压扁,竖切两刀,形如虾尾,在尾前面横着每隔1厘米拉一刀口,弯成大虾状。待烤炉烧热,将生坯放入烤盘,刷上一层蛋液及色素,烤7～8分钟,呈金红色即熟。

【用　法】　早晚餐食用。

【功　用】　补虚健脾,降低尿酸。适用于痛风。

 ## 百果油糕

【组　成】　面粉1 000克,面肥100克,白糖100克,青梅、葡萄干、瓜子仁、核桃仁、蜜枣、猪油各50克,食碱10克。

【制　法】　将面肥倒入盆内,用温水调匀,加入面粉和500毫升水,和成面团发酵,待面团发起,加入碱揣揉均匀;将青梅、蜜枣和核桃仁切成丁,与葡萄干、瓜子仁和白糖一起放入酵面内,反复揉均匀备用。将揉好的面搓成长条,揪成50克1个的面剂,用20个小碗,在碗内逐个均匀地抹上一层猪油,再将面剂揉成馒头形状,光面朝下放在碗内,用湿布盖好,进行第二次发酵,待面坯膨松胀起,即可扣在屉上,去掉碗,在大火上蒸20分钟即熟。

【用　法】　早晚餐食用。

【功　用】　养阴润燥,降低尿酸。适用于痛风。

 ## 素馅蒸饺

【组　成】　面粉500克,韭菜500克,干粉皮250克,虾皮5克,香油50克,食盐4克,生姜末5克,味精5克,食碱6克。

【制　法】　将面粉倒入面盆,加入面肥,用水和成面团发酵;把韭菜择洗干净,切成0.2厘米长的小段;干粉皮泡开,切成丁;虾皮洗净,控干

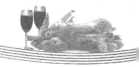

水分,放入盆内搅拌均匀,再放味精、香油和食盐拌匀成馅。待面发起后,加碱揉匀,搓成条,揪成50克3个的面剂,按扁,擀成面皮,包入馅,捏成饺子形状,上屉蒸10分钟即熟。

【用　法】　早晚餐食用。

【功　用】　温肾壮阳,降低尿酸。适用于痛风,遗精,早泄等。

 ## 炸春卷

【组　成】　面粉500克,鸡蛋4个,绿豆芽750克,韭菜250克,冬笋50克,猪肉250克,酱油60克,食盐5克,香油10克,味精1克,湿淀粉50克,植物油1 000克(实耗约200克)。

【制　法】　将鸡蛋打入碗内,用筷子打散后倒入盆内,投入面粉搅成面糊,再加入湿淀粉搅成稀面糊,并加入味精搅匀;炒锅上火烧热,擦点油,用手勺舀入面糊,转动炒锅,把面糊摊成直径为15厘米的圆形薄皮。将猪肉洗净,切丝,放入油锅内煸炒,加酱油炒熟,倒入盆内;把绿豆芽择洗干净,用开水烫一下,挤干水分晾凉;韭菜择洗净,切成1.5厘米长的段;冬笋切丝。然后把豆芽、韭菜和冬笋放入肉盆内,加酱油、食盐和香油拌匀成馅;把薄皮铺开,中间放入馅,先向前卷起一半,再把两头折起来,再向前一卷,包成10厘米左右长的春卷坯。锅内倒油,用大火烧至八成热,把包好的春卷坯投入锅内炸呈金黄色,捞出控净油即成。

【用　法】　早晚餐食用。

【功　用】　双补气血,降低尿酸。适用于痛风。

 ## 层酥包苹果

【组　成】　清酥面250克,苹果500克,丁香5粒,白糖20克,鸡蛋液50克,桂皮粉、糖粉各适量。

【制　法】　将苹果洗净,去核,在苹果空膛内各放1粒丁香,撒上白糖和桂皮粉适量;将清酥面擀成5个3毫米厚、16厘米见方的片;在面片中间放一个苹果,面片四角刷上鸡蛋液,对角包起来,口朝上放烤盘内,

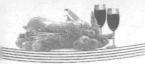

入烤箱烤熟取出,装点心盘撒上糖粉即成。

【用　法】　早晚餐食用。

【功　用】　益气补中,降低尿酸。适用于痛风。

　　　　　叉 烧 酥　　　　　

【组　成】　面粉 500 克,叉烧肉 250 克,猪肉 100 克,鸡蛋 4 个,猪油 100 克,黄油 100 克,葱花 30 克,食盐 3 克,酱油 5 克,香油 2 克,胡椒粉 1 克,味精 1 克,白糖 20 克,黄酒 2 克。

【制　法】　将 250 克面粉放入盆内,加入猪油 80 克,黄油 50 克,搅拌成油酥;将另 250 克面粉倒入另一盆内,加猪油 20 克,黄油 50 克及清水约 80 毫升,打入鸡蛋 2 个,和成面团;揉匀用湿布包好;把叉烧肉切成小丁,猪肉洗净后剁成肉末,放碗内,加入葱花、黄酒、白糖、食盐、味精、胡椒粉、酱油、香油,打入 2 个鸡蛋拌匀,再放入叉烧肉丁拌成馅;将油酥和面团分别搓成长条,各切成 20 个剂子,将皮面擀成圆片,每个包入油酥卷起,擀成长条,再卷起擀成圆皮,包入叉烧馅,捏成包子形;将 1 个鸡蛋打入碗内,抹在每个叉烧饼坯上,逐个放入烤炉内,用中火烤至两面呈金黄色即成。

【用　法】　早晚餐食用。

【功　用】　双补气血,降低尿酸。适用于痛风。

　　　　　燕麦小甜饼　　　　　

【组　成】　燕麦片 60 克,白脱 15 克,面粉 60 克,鸡蛋 1 只,杏仁(去皮)6 粒,麦芽糖 40 克,白糖 20 克,小苏打、生姜粉、肉桂粉各适量。

【制　法】　将烤箱调至 110℃ 左右,烤盘上铺一张油纸,纸上刷一层白脱油;把面粉、白糖、燕麦片、小苏打、生姜粉、肉桂粉倒入一大碗内,拌匀后,再加白脱,揉成面团;把麦芽糖倒入小锅内,小火加热,并用勺子按同一方向搅拌,稍稍冷却后加入打散的鸡蛋,拌匀后加入揉好的面团内,再用力揉匀;把和好的面团捏成直径 6 厘米的小面饼 12 只左右,每只饼

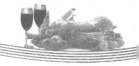

上嵌入半颗杏仁。小面饼在烤盘上排好,放入烤箱内烘烤 10 分钟取出,冷却后即成。

【用　法】　早晚餐食用。

【功　用】　健脾养胃,降低尿酸。适用于痛风,糖尿病,冠心病等。

莜麦面条

【组　成】　面粉 500 克,黄瓜丝 100 克,香菜末 50 克,水萝卜丝 100 克,蒜蓉 10 克,酱油 20 克,食盐 10 克,醋 2 克,香油 5 克。

【制　法】　将面粉放入盆中,用开水烫面,用筷子向一个方向搅动,和成面团,揪成小一点的剂子,搓成条,轻轻叠放屉中,蒸熟;把蒜泥、酱油、食盐、醋、香油、倒入水(小碗)调匀成卤汁;将面条取出,拌散,放入碗中,加黄瓜丝、香菜末、水萝卜丝、浇卤汁拌匀即成。

【用　法】　早晚餐食用。

【功　用】　补虚健脾,降糖降脂,降低尿酸。适用于痛风,糖尿病,高脂血症,脂肪肝等。

莜麦花粉苡仁饼

【组　成】　莜麦面 250 克,粗麦粉 100 克,天花粉 10 克,薏苡仁 30 克,植物油、香油、葱花、生姜末、食盐、味精各适量。

【制　法】　将天花粉、薏苡仁拣杂,洗净后,晒干或烘干,共研成粗粉,与莜麦面、粗麦粉充分拌和均匀,放入盆中,加清水适量,调拌成糊状,加适量植物油、香油、葱花、生姜末、食盐、味精等,拌和均匀备用。平底煎锅上中火,放油烧至六成热,用小勺将莜麦花粉薏苡仁糊逐个煎成圆饼即成。

【用　法】　早晚餐食用。

【功　用】　清热解毒,补虚健脾,降脂降糖,降低尿酸。适用于痛风,糖尿病,高脂血症,脂肪肝等。

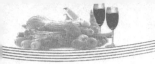

荞麦甜烙饼

【组　成】　荞麦粉500克,红糖50克,植物油适量。

【制　法】　将荞麦粉、红糖混合拌匀,加入适量清水和成面团,以稍软为宜,揪成小团,压成厚约3毫米的圆饼备用。将平底锅烧热后,刷上少许植物油,放上圆饼烙至两面香熟,趁热食用。

【用　法】　早晚餐食用。

【功　用】　补虚止汗,降低尿酸。适用于痛风,盗汗自汗等。

山楂荞麦饼

【组　成】　荞麦面1 000克,鲜山楂500克,橘皮10克,青皮10克,砂仁10克,石榴皮10克,乌梅10克,绵白糖100克。

【制　法】　将橘皮、青皮、砂仁、石榴皮、乌梅加入绵白糖,用水1 000毫升煎煮半小时,滤渣留取浓缩汁;山楂煮熟,去核,碾成泥状待用;荞麦面用浓缩汁和成面团,将山楂揉入面团中,做成小饼,放入平底锅中焙熟即可。

【用　法】　早晚餐食用。

【功　用】　开胃消积,清热利湿,降低尿酸。适用于痛风,腹胀腹泻,痈疮等。

拌荞麦面

【组　成】　荞麦仁10千克,葱花10克,蒜泥10克,食盐1.5克,酱油20克,醋10克,芥末油5克,辣椒油5克。

【制　法】　将荞麦仁用清水浸泡1小时左右捞出,用净布擦尽水分,搓去荞麦仁外皮,再次浸泡1日,直至泡涨发软,然后磨研成浆,细罗过滤,滤出粉渣,变为洁白细浆;将细浆放盆内,待全部沉淀,面水分清后,去尽浆水,晾干成淀粉备用;取荞麦淀粉500毫升加水和成面团,蘸水捶

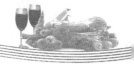

软,边加水边捶,直至搅成稀糊(共需加水 800 毫升),然后将稀糊用勺舀入碗内,上笼蒸熟,取出晾凉。食时切成条,调以酱油、醋、食盐、芥末油、辣椒油、蒜泥、葱花,即可食用。

【用　法】　早晚餐食用。

【功　用】　开胃宽肠,下气消积,除烦利湿,降低尿酸。适用于痛风,便秘,腹胀等。

 ## 高粱南瓜饼

【组　成】　高粱粉 500 克,南瓜 1 000 克,食盐、葱花、植物油各适量。

【制　法】　将高粱粉放入盆内,加入适量温水和成稀面糊;南瓜洗净去皮,擦成细丝,放入面糊盆内,加入食盐、葱花调匀。平锅放油烧热,用勺盛面糊倒入锅内,用铲整成饼形,两面烙黄,出锅即可食用。

【用　法】　早晚餐食用。

【功　用】　健脾开胃,利水利湿,降低尿酸。适用于痛风,消化不良等。

 ## 油茶面

【组　成】　高粱粉 500 克,食糖 150 克,植物油 100 克,青、红丝各适量。

【制　法】　将炒锅上火,放油烧至五成热,放入高粱粉翻炒,加入白糖炒至香熟,加入切碎的青、红丝,再翻炒均匀,即成油茶面,贮罐备用。食用时,取 2 汤匙油茶面放入碗内,冲入沸水调成糊状即可食用。

【用　法】　早晚餐食用。

【功　用】　补脾益气,温中开胃,降低尿酸。适用于痛风,消化不良等。

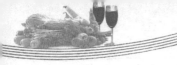

高粱米饭

【组　成】　高粱米 500 克。

【制　法】　将高粱米淘洗干净,放入锅中,加入清水适量,用大火煮沸后转用小火焖至米熟,出锅即可食用。

【用　法】　早晚餐食用。

【功　用】　健脾益中,降低尿酸。适用于痛风。

拨鱼面

【组　成】　面粉 1 000 克,马铃薯 500 克。

【制　法】　将马铃薯洗净,蒸熟去皮,捣成泥状;将马铃薯泥与面粉一起放入盆内,加水 250 毫升,揉成硬面团,再加水 150 毫升,揣成软面团,盖上湿屉布,饧 30 分钟左右;将饧好的面取出一部分放入碗内并使之凸出碗口,在开水锅前,用左手把碗向锅边倾斜,右手拿一根削尖的竹筷,把流到碗边的软面往锅内拨,拨成长 6 厘米、粗 0.2 厘米、中间粗、两头尖的小鱼形;拨下一条面,筷子蘸一下面汤,以免面沾竹筷;待面条煮熟时,捞出盛入碗内,浇上炸酱、麻酱、卤汁均可,拌匀即成。

【用　法】　早晚餐食用。

【功　用】　清热除烦,养心安神,降低尿酸。适用于痛风,高脂血症,便秘,失眠等。

金银饭

【组　成】　红薯 100 克,粟米 75 克,粳米 125 克。

【制　法】　将粟米、粳米淘洗干净;红薯去皮,洗净,切成方块备用。将粟米、粳米先放入锅内,倒入适量清水,用大火煮沸后,改用小火焖至八成干,加入红薯块焖至香熟即成。

【用　法】　作正餐食用。

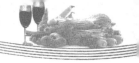

【功　用】　健脾通便,降低尿酸。适用于痛风,便秘等。

 ## 红薯薄饼

【组　成】　红薯粉 500 克,香葱 20 克,植物油 25 克,食盐、味精各适量。

【制　法】　将红薯粉放入盆内,加入食盐、味精、适量清水调匀成稀糊状;香葱洗净,切成细末备用。将平底锅烧热,滴上数滴植物油抹光滑,倒入红薯糊,立即晃锅,使面糊铺满锅底,撒上葱花,用小火慢慢烙至两面香脆起壳后,铲起装盆即成。

【用　法】　早晚餐食用。

【功　用】　健脾开胃,降低尿酸。适用于痛风,消化不良等。

 ## 荸荠糯米糕

【组　成】　荸荠 1 000 克,糯米 1 000 克,芝麻 100 克,白糖 50 克,青红丝 25 克。

【制　法】　将糯米淘洗干净,放在清水中浸泡 4 小时,带水磨成浆,盛入盘内;将芝麻炒熟,擀碎,荸荠用水冲洗干净,去皮,剁碎,同白糖一起放入米浆中,搅拌均匀;蒸屉内铺上湿屉布,倒上拌匀的米浆,撒上芝麻和青红丝,盖上锅盖,用大火蒸 25 分钟即熟,晾凉后切成块即成。

【用　法】　早晚餐食用。

【功　用】　生津化痰,滋阴开胃,降低尿酸。适用于痛风,咳嗽,咽峡炎等。

 ## 椰酱蛋泡夹

【组　成】　鸡蛋 5 个,鸡蛋黄 3 个,玉米淀粉 40 克,椰酱 125 克,鲜汤、植物油各适量。

【制　法】　将鸡蛋黄和鸡蛋清分别放在干净的盛器中,蛋清用竹筷

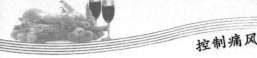

打成蛋泡状,至筷子插入不倒为准,然后将蛋黄浆倒入蛋清泡沫中,并加入玉米淀粉拌匀;取食品袋 1 个,装入蛋泡浆,袋角上剪一小口,挤蛋泡浆于洗净、擦干、刷油、撒粉的烘盘中,20 个左右。将家用烘箱加热至 160℃时,放入烘盘烤 5 分钟,有香味溢出,蛋浆凝结成熟,用铲刀铲下放入盛器待用;取锅 1 个上火,放入椰酱、黄油、玉米淀粉,蛋黄搅成厚糊状,蛋泡夹对折,中间嵌入调制的酱即可装盆。

【用　法】　佐餐食用。

【功　用】　滋阴润燥,养血安神,降低尿酸。适用于痛风,失眠等。

 ## 芝麻白果

【组　成】　鸡蛋 4 个,芝麻 100 克,白糖 50 克,面粉 50 克,植物油 500 克(实耗约 100 克),淀粉适量。

【制　法】　将鸡蛋打入碗内,加入面粉和淀粉搅拌均匀,入炒锅摊成蛋皮;芝麻炒熟,压碎,加白糖拌匀。炒锅上火,放油烧热,将摊好的蛋皮下热油里炸,炸透后捞出,加芝麻糖包好,做成象眼形状,码在盘内即成。

【用　法】　佐餐食用。

【功　用】　养阴补血,益肾乌发,降低尿酸。适用于痛风。

 ## 蛋卷山楂糕

【组　成】　面粉 500 克,鸡蛋 5 个,山楂糕 250 克,白糖 50 克,植物油 25 克。

【制　法】　将面粉放蒸屉内蒸熟,晾凉后过罗;将鸡蛋清、蛋黄分打在两个盆内,蛋黄内加入白糖搅拌,鸡蛋清用筷子打成泡泡糊再倒入蛋黄内搅拌匀,加入熟面粉调搅成糊状;将蛋面糊倒在蒸屉布上(屉内在一边用木板隔出一小块空屉以便上气),用大火蒸约 20 分钟即可出锅;将蒸好的糕放在案板上,山楂糕切成薄片放在糕面上,铺满一层,然后将糕面卷起,外面用白布卷裹,凉透后打开,自圆面切成 2 厘米厚的圆片即成。

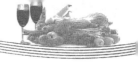

【用　法】　佐餐食用。

【功　用】　益气健脾，降低尿酸。适用于痛风。

三色蛋糕

【组　成】　皮蛋、咸鸭蛋黄、鸡蛋各 6 个，食盐 2 克，味精 1 克，玉米粉 10 克。

【制　法】　将饭盒内抹油，铺油纸，将切成瓣、沾上玉米粉的皮蛋相对摆好，中间留出空隙；将咸鸭蛋黄捏成条，摆在松花瓣中间；将蛋黄加入食盐、味精搅匀，倒在每排皮蛋之间（共摆 3 排），上笼蒸 15 分钟取出；饭盒晾凉后，撒一层玉米汤，再将加入食盐、味精、玉米粉的蛋清打匀倒在上面，上笼蒸 5 分钟；将蛋糕取出后，扣在案板上，分切成 3 组，再将每组顶刀切片，码入盘内即成。

【用　法】　佐餐食用。

【功　用】　滋阴降火，益气健脑，降低尿酸。适用于痛风，咳嗽等。

玉米南瓜饼

【组　成】　玉米面 500 克，南瓜 1 000 克，食盐、葱花、植物油各适量。

【制　法】　将南瓜去皮、瓤，洗净后擦成细丝，放入盆内，加入玉米面、葱花、食盐和适量水拌匀成稀糊状。平锅放少许油烧热，用勺盛面粉入锅内，摊成饼形，烙至黄翻过来再烙，熟时出锅即成。

【用　法】　早晚餐食用。

【功　用】　补中益气，消炎止痛，降低尿酸。适用于痛风，久病气虚，脾胃虚弱，气短倦怠等。

蜜橘元宵

【组　成】　无核蜜橘 250 克，带心小元宵 200 克，白糖 30 克，糖桂花适量。

【制　法】　将橘子洗净,剥开皮,撕去筋,掰成瓣,每瓣再切成两块,然后放入碗中。炒锅上火,加入清水煮沸,放入元宵,用手勺稍推几下,待元宵熟软、浮在汤面上时,再加入白糖、橘子肉、桂花,用大火煮沸,撇去浮沫,将锅离火,倒入汤碗即成。

【用　法】　佐餐食用。

【功　用】　补气健脾,降低尿酸。适用于痛风,消化不良,脘腹痞满,嗳气等。

 ## 橙子汤圆

【组　成】　鲜橙子250克,糯米粉200克,白糖50克,枣泥、糖桂花卤各适量。

【制　法】　将糯米粉放入盆内,倒入开水,烫好后揉匀,摘成小剂,分别按扁,包入枣泥,制成汤圆;将橙子洗净,去皮后切成小块。炒锅上火,倒入清水煮沸,放入汤圆,用小火煮至汤圆漂在水面时,再加入白糖、桂花卤煮沸,起锅盛在碗中,撒上橙子块即成。

【用　法】　佐餐食用。

【功　用】　补气健脾,开胃助食,降低尿酸。适用于痛风,食积腹胀,咽燥口渴等。

 ## 菠萝糯米饭

【组　成】　菠萝500克,糯米150克,山楂糕、白糖、湿淀粉、植物油各适量。

【制　法】　将糯米洗净,放入碗内,加入清水,上笼蒸熟后取出,加入白糖、植物油拌匀;山楂糕切丁;菠萝去皮,洗净,切成扇面形的片放入碗内,上面放糯米饭,上笼蒸约30分钟后取出,扣入盘中。炒锅上火,加入清水、白糖煮沸,撇去浮沫,用湿淀粉勾芡,淋上明油,起锅浇在饭上,再撒上山楂糕丁即成。

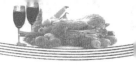

【用　法】　佐餐食用。

【功　用】　补益脾胃,生津止渴,降低尿酸。适用于痛风,消化不良,泄泻,水肿,糖尿病等。

　藕梨蒸饼　

【组　成】　生藕汁120克,大梨汁120克,白萝卜汁120克,鲜生姜汁120克,蜂蜜50克,香油120克,面粉120克,川贝母18克。

【制　法】　将川贝母研末,与另7味食材共置瓷盆中,搅匀,再置大瓷碗内,放笼屉中蒸熟,做成大枣大小的饼即成。

【用　法】　佐餐食用。

【功　用】　止咳祛痰,润肺止血,降低尿酸。适用于痛风,咳嗽,便秘等。

　茯苓莲子糕　

【组　成】　茯苓、莲子、山药、芡实各10克,粳米1 000克,白糖25克。

【制　法】　将茯苓、莲子、山药、芡实、粳米磨成细粉,加水、白糖与搅拌均匀,做糕,上笼蒸20分钟即成。

【用　法】　每日2～3次,每次50克。

【功　用】　补脾固涩,降低尿酸。适用于痛风,遗精,早泄等。

　茯苓蒸饺　

【组　成】　茯苓600克,面粉500克,白糖、桂花各适量。

【制　法】　将茯苓研成粉末,放入碗内,加入白糖、桂花,搅拌均匀,即成为馅料;面粉加沸水烫面,拌匀和成面团,放在案板上摊开晾凉,揉匀揉透,饧面10分钟,再稍揉几下,搓成长条,揪成小面剂,压扁,擀成中间稍厚的圆形面皮,将馅料打入面皮里,包捏成饺子生坯。笼里铺好湿

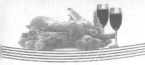

笼布,将生坯摆在笼布上,大气大火蒸熟。

【用　法】　作主食食用。

【功　用】　益脾宁心,降低尿酸。适用于痛风。

 ## 参苓山药元宵

【组　成】　白参 4 克,茯苓 15 克,山药 20 克,糯米粉 250 克,赤豆沙 50 克,白糖 30 克,猪油 20 克。

【制　法】　将白参、茯苓、山药洗净,蒸熟,捣烂成泥,与豆沙、白糖、猪油共同拌匀,搓成拇指大的丸子备用;将干糯米粉放在盘中,然后放上参苓山药豆沙丸,将盘子左右摆动,让丸子粘上糯米粉,再将粘有糯米粉的丸子逐个蘸水,再放进盘中滚动,使其均粘上干糯米粉。如此反复操作三四次,便成为元宵。将汤圆投入锅中煮熟,再放进白糖水中即成。

【用　法】　佐餐食用。

【功　用】　补脾益胃,补肾益气,降低尿酸。适用于痛风。

(七)控制痛风饮料方

 ## 山楂鸳鸯酪

【组　成】　牛奶 450 克,花生酱 100 克,山楂条 150 克,玉米粉 25 克,白糖适量。

【制　法】　将花生酱用温水 100 毫升调稀待用;玉米粉加水调制成薄浆。净锅内倒入牛奶,再加白糖煮溶后,徐徐倒入花生酱,并用一半玉米粉糊勾芡离火;山楂条切成末,加 400 毫升水煮至溶化,再加适量糖至甜酸适度,用另一半玉米粉糊勾芡;取大汤碗 1 只,将红白两种甜羹盛于碗的两边,使各占半边即成。

【用　法】　佐餐食用。

【功　用】　补虚强体,降低尿酸。适用于痛风。

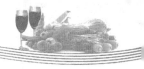

 杏仁奶露

【组　成】　鲜牛奶 500 克,杏仁霜 50 克,白糖 50 克,湿淀粉 50 克。

【制　法】　锅上火,加开水 1 000 毫升、白糖和杏仁霜,至煮沸后,倒入鲜牛奶煮沸,用湿淀粉勾芡,盛入瓷碗即可。

【用　法】　佐餐食用。

【功　用】　补虚润肺,降低尿酸。适用于痛风。

 橘乳西米露

【组　成】　牛奶 100 克,西米 50 克,橘子 1 个,白糖 30 克。

【制　法】　将西米用清水洗净,浸泡约 1 小时捞出,沥干水,放入小锅中,加入清水 200 毫升,用中火煮开,再用小火煮约 15 分钟,至西米透明无白心时加入白糖、牛奶,再煮开即端离火即成西米露,放入冰箱中冷藏备用;橘瓣去筋络,分装玻璃杯内,再加入冷藏的西米露即成。

【用　法】　佐餐食用。

【功　用】　理气化痰,补虚强壮,降低尿酸。适用于痛风,咳嗽等。

 鲜果珍珠露

【组　成】　牛奶 150 克,小西米 80 克,听装菠萝 50 克,苹果肉 50克,白糖 50 克,椰汁 1/3 听。

【制　法】　将锅洗净上火,放入清水煮沸,再放入小西米涨发,煮约5 分钟,使小西米粒由白色转为透明后,随即放入冷水内冲凉;菠萝、苹果肉均切成小丁,用糖腌渍片刻。锅上火放入清水,加入椰汁、鲜牛奶和白糖,煮沸后放入涨发好的小西米,再次煮沸后分别装入小碗内,面上放苹果和菠萝丁即成。

【用　法】　佐餐食用。

【功　用】　补虚健脾,降低尿酸。适用于痛风。

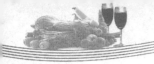

 ## 牛奶核桃仁冲鸡蛋

【组　成】　牛奶 250 克,炒核桃仁 20 克,鸡蛋 1 个,蜂蜜 30 克。

【制　法】　将炒核桃仁捣烂;将鸡蛋打散,冲入牛奶,加入核桃仁煮沸,再加入蜂蜜拌匀即可。

【用　法】　佐餐食用。

【功　用】　滋补肝肾,益智明目,降低尿酸。适用于痛风。

 ## 蒸芙蓉奶杯

【组　成】　鲜牛奶 250 克,鸡蛋清 100 克,白糖 30 克,优质玉米淀粉 15 克,白醋 5 克。

【制　法】　将玉米淀粉过筛,与白糖拌匀,用大碗装好;茶杯洗净擦干水,鸡蛋清打散备用。鲜牛奶用小火煮开后立即趁热徐徐冲入白糖内,边冲边搅至白糖溶化(玉米淀粉半熟状)成稀浆,再冷却至约 60℃时,加入打散的鸡蛋清搅匀,最后加入白醋搅匀即成奶杯浆,奶杯浆分倒在 5 个杯子里,入蒸笼中用小火蒸约 15 分钟,至奶浆完全熟透即成。

【用　法】　佐餐食用。

【功　用】　益气补虚,健脾降脂,降低尿酸。适用于痛风,高脂血症等。

 ## 苹果藕粉

【组　成】　苹果 300 克,藕粉 200 克,清水 800 毫升。

【制　法】　将藕粉加水调匀;苹果洗净,去皮、核,切极细的末待用。将藕粉入锅,小火慢煮,边熬边搅,直熬至透明为止,最后加入苹果末,稍煮即成。

【用　法】　佐餐食用。

【功　用】　滋补强身,降低尿酸。适用于痛风。

香蕉酸奶茶

【组　成】　香蕉 100 克,酸牛奶 100 克,牛奶 50 克,浓茶汁 40 克,苹果 25 克,蜂蜜 5 克。

【制　法】　将香蕉去皮,切段;苹果去皮、核,切成小块;牛奶和浓茶汁放在茶杯中调匀。香蕉、苹果置于搅拌器中,加入奶茶汁,搅打 30 秒钟,再加入酸牛奶和蜂蜜,打匀即成。

【用　法】　佐餐食用。

【功　用】　降低尿酸。适用于痛风。

香蕉冰淇淋

【组　成】　鲜牛奶 500 克,鸡蛋 2 个,香蕉 2 只,茯苓粉 10 克,细玉米粉 30 克,葡萄干 10 粒,白糖 25 克。

【制　法】　将鸡蛋打入碗内,用力搅匀后放入用水调好的玉米粉和茯苓粉,边倒边搅,倒完后再用力搅打 2 分钟;将香蕉去皮,捣成泥状备用。将锅烧热,倒入牛奶,煮沸后慢慢地将鸡蛋玉米糊液倒入,同时不断地用筷子搅拌,再加入白糖,移锅候凉,加入香蕉泥,搅拌均匀成冰淇淋糊,放入电冰箱的冷冻室中,冷冻 20 分钟后取出搅打片刻,再放入冷冻室,即成冰淇淋。

【用　法】　佐餐食用。

【功　用】　润肺健脾,补气益血,降低尿酸。适用于痛风,高血压病,便秘,痔血等。

鸡蛋香蕉奶

【组　成】　鸡蛋 2 个,牛奶 240 克,香蕉 180 克,蜂蜜 30 克。

【制　法】　将香蕉去皮,切成小段。牛奶置于搅拌器中,打入鸡蛋,搅打 30 秒钟,取出入锅,煮沸后再加入香蕉和蜂蜜,打匀即成。

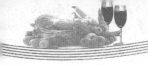

【用　法】　佐餐食用。

【功　用】　润肠补虚，降低尿酸。适用于痛风，便秘等。

 # 鸭梨萝卜膏

【组　成】　鸭梨1 000克，白萝卜1 000克，炼乳250克，生姜250克，蜂蜜150克。

【制　法】　将鸭梨洗净，去核；白萝卜和生姜洗净。先将鸭梨、白萝卜、生姜分别用纱布绞取汁液，再将梨汁、萝卜汁放入锅中，用大火煮沸后转用小火煎熬，浓缩如膏状时加入生姜汁、炼乳、蜂蜜，搅匀，继续加热至沸，离火，待冷瓷瓶收贮，备用。

【用　法】　佐餐食用。

【功　用】　滋阴清热，润肺化痰，降低尿酸。适用于痛风，咳嗽，便秘等。

 # 雪梨膏

【组　成】　雪梨500克，百合250克，冰糖150克。

【制　法】　将梨洗净，去皮、核，切碎；百合洗净，浸泡后捞出沥干，切碎。将梨和百合放入盆中，加入冰糖，隔水炖至膏状即成。

【用　法】　佐餐食用。

【功　用】　清热润肺，止咳化痰，降低尿酸。适用于痛风，热病伤津口渴，咳嗽，便秘等。

 # 鸭梨冰淇淋

【组　成】　鸭梨500克，牛奶500克，白糖50克，鸡蛋1个，奶油100克，香精1滴。

【制　法】　将梨洗净，去皮和核，切碎，搅泥；将牛奶煮开，加入鸡蛋和白糖搅拌均匀，加入梨泥和香精，放入容器内，冷却后放入冰淇淋机内,置冰箱内冷冻。

【用　法】　佐餐食用。

【功　用】　润肺清热,降低尿酸。适用于痛风,咳嗽。

 ## 橘子蛋蜜乳

【组　成】　橘子2个,牛奶100克,苹果2个,胡萝卜1根,蜂蜜25克,鸡蛋1个。

【制　法】　将橘子、胡萝卜、苹果洗净,苹果去皮、核,切成小块,胡萝卜切成小片,与橘瓣和橘皮同放入果汁机中,再打入鸡蛋、牛奶,可加凉开水100毫升,搅成果蔬汁。然后将蜂蜜放入杯中,倒入一些果蔬汁搅拌,使其均匀,再倒入全部果蔬汁,调匀即成。

【用　法】　佐餐食用。

【功　用】　充实体力,培养元气,降低尿酸。适用于痛风,热病后津液不足等。

 ## 橘汁冰淇淋

【组　成】　橘汁250克,冰淇淋75克。

【制　法】　将橘汁放入容器内,然后放入冰箱冷冻;取出将冰淇淋放入即成。

【用　法】　佐餐食用。

【功　用】　消暑解热,降低尿酸。适用于痛风,热病后津液不足等。

 ## 橙子煎

【组　成】　橙子2个,蜂蜜50克。

【制　法】　将橙子放入水中浸泡15分钟后,带皮切块,放入锅中,加适量水和蜂蜜煮成汁即成。

【用　法】　佐餐食用。

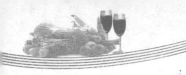

【功　用】　消食和胃,降低尿酸。适用于痛风,食积腹胀等。

橙子奶露

【组　成】　鲜橙 1 个,牛奶 100 克,白糖适量。

【制　法】　将牛奶下锅煮开,加白糖,待白糖溶化,放入碗中晾凉;鲜橙洗净,削下顶端作盖,挖空橙子内部,然后置高脚圆口杯中,倒入牛奶、橙肉,盖上盖,入冰箱镇凉即成。

【用　法】　佐餐食用。

【功　用】　和胃补虚,降低尿酸。适用于痛风,食积腹胀,咽燥口渴等。

葡萄牛奶

【组　成】　葡萄汁 250 克,牛奶 500 克,白糖适量。

【制　法】　将洗净的葡萄入锅,加水煮开,加入白糖,晾凉后,装入容器内,再加入煮沸的牛奶,搅拌均匀即成。

【用　法】　佐餐食用。

【功　用】　强筋健体,降低尿酸。适用于痛风,气血虚弱,腰腿酸痛,筋骨无力,风湿痹痛,面肢水肿等。

葡萄冻

【组　成】　葡萄 1 000 克,白糖 100 克,食醋 100 克,食盐 5 克,胡椒适量。

【制　法】　先将葡萄用醋浸一下,再洗净,放入容器中;将白糖、醋、食盐放入清水煮开 10 分钟后,冷却,倒入盛葡萄的容器内,再隔水蒸 5 分钟,晾凉后,放入冰箱内冷冻。

【用　法】　佐餐食用。

【功　用】　帮助消化,补益气血,降低尿酸。适用于痛风,气血虚弱,肺虚久咳,肝肾阴虚等。

 蜜汁桃

【组　成】　鲜桃 750 克,山楂糕 50 克,白糖 30 克,蜂蜜、糖桂花各适量。

【制　法】　将鲜桃洗净,削去皮,剔去核,切成块状,放入清水中泡几分钟后,捞出放入碗内;山楂糕切成丁;在装桃肉的碗内加入白糖,然后装入笼,用大火蒸约 15 分钟后,取出滗去汁(汁备用),将桃肉扣入盘中。炒锅上火,加入清水、白糖,用小火慢炖,至糖水稍浓时,下入糖桂花、蜂蜜,用手勺搅匀,再用小火慢炖,待糖汁黏稠后,速出锅倒在桃肉上,撒上山楂糕丁即成。

【用　法】　佐餐食用。

【功　用】　养胃生津,滋补润肺,活血通经,降低尿酸。适用于痛风,月经不调等。

 冰淇淋桃

【组　成】　鲜桃 150 克,白糖 30 克,冰淇淋适量。

【制　法】　将鲜桃去皮和核,切成小块。炒锅上火,放水加糖,待沸后加入桃块,再开后离火,晾凉后放入冰箱内冷冻;取出桃,放入冰淇淋即成。

【用　法】　佐餐食用。

【功　用】　清热化痰,降低尿酸。适用于痛风,咳嗽等。

 桃花酒

【组　成】　桃花 20 克,白酒 500 克。

【制　法】　将采摘的 3 月桃花阴干,置容器中,加入白酒,密封,浸泡15 日后去渣即成。

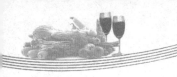

【用　法】　每晚睡前口服 10~20 克。

【功　用】　活血润肤,降低尿酸。适用于痛风。

枇杷滋露

【组　成】　枇杷 250 克,桃子 150 克,白糖 20 克,柠檬汁适量。

【制　法】　将桃子去皮和核,捣烂;枇杷去皮和子,也捣烂,同桃泥混合,加入柠檬汁和白糖,搅匀即成。

【用　法】　佐餐食用。

【功　用】　止渴润脏,降低尿酸。适用于痛风,肺热咳嗽,潮热口渴,脾胃不和所致的呕吐,呃逆,脘腹胀满等。

甜瓜牛奶

【组　成】　牛奶 300 克,甜瓜 400 克,蜂蜜 30 克。

【制　法】　将甜瓜洗净,去皮、瓤,切成小块后置于容器中,然后倒入牛奶,边倒边搅。再加入蜂蜜,边倒边搅,混匀后加盖,置冰箱中放凉后饮用。

【用　法】　佐餐食用。

【功　用】　清凉解渴,补脑健身,降低尿酸。适用于痛风,暑热烦渴,二便不利,肺热咳嗽,风热痰涎,宿食停滞于胃等。

茶叶冰

【组　成】　茶叶 5 克,白糖 150 克,淀粉 10 克,糯米粉 1 克,凉开水 500 毫升。

【制　法】　用 100 毫升凉开水浸泡茶叶,取汁备用;将白糖、淀粉、糯米粉、茶汁及 400 毫升凉开水放入锅内,搅匀,煮成糊状,熄火,冷却备用。将上糊倒入干净的模具内(冰块槽),放入冰箱冷冻室内,冻成形后即可食用。

【用　法】　佐餐食用。

【功　用】　止渴醒神,降低尿酸。适用于痛风。

 荷叶藕节蜜煎

【组　成】　鲜荷叶 100 克,藕节 200 克,蜂蜜 30 克。

【制　法】　将鲜荷叶洗净,剪去边缘和叶蒂,鲜藕节洗净后切碎,再加入蜂蜜,一起用木棍捶烂,加水煎煮 1 小时即成。

【用　法】　代茶饮。

【功　用】　凉血止血,降低尿酸。适用于痛风。

 芹菜蜂蜜煎

【组　成】　鲜芹菜 120 克,蜂蜜适量。

【制　法】　将芹菜去根,洗净,捣烂后取汁,加入等量的蜂蜜,隔水炖熟即成。

【用　法】　代茶饮。

【功　用】　清热解毒,保肝降压,降低尿酸。适用于痛风,脂肪肝等。

 山楂桃仁露

【组　成】　新鲜山楂 1 000 克(或山楂片 500 克),核桃仁 100 克,蜂蜜 250 克。

【制　法】　将鲜山楂洗净,打碎,与洗净的核桃仁一同放入砂锅,加水浸泡 1 小时后中火煎沸,再用小火慢煎 30～60 分钟,煎取药液两次,合并药液,去渣后加入蜂蜜,隔水蒸 1 小时,离火冷却,装瓶盖紧备用。

【用　法】　代茶饮。

【功　用】　活血化瘀,健胃消食,降压降脂,营养心肌,降低尿酸。适用于痛风,高血压病,脂肪肝,高脂血症,冠心病等。

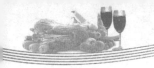

 猕猴桃露

【组　成】　猕猴桃1 000克,蜂蜜200克,冰糖30克。

【制　法】　将猕猴桃洗净,擦干,切成薄片,放入盆中,加入蜂蜜和冰糖,用大火蒸,盆上加盖,不让蒸气水滴入,蒸约1小时后取出,用筷子将猕猴桃肉搅烂,再蒸1小时离火,晾凉装瓶备食。

【用　法】　代茶饮。

【功　用】　滋养五脏,生津止渴,利尿降压,祛风通络,降低尿酸。适用于痛风,高血压病,小便不利等。

 花 粉 蜜

【组　成】　花粉100克,蜂蜜100克,白糖30克。

【制　法】　将花磨碎,与白糖拌和均匀,再加入蜂蜜,搅拌均匀,然后放入锅,用急火快速加热到95℃,30秒钟取出,装入已消毒过的容器中即成。

【用　法】　日服2次,每服20克,可直接食用或放在点心上食用。

【功　用】　补养精血,降低尿酸。适用于痛风。

 桂圆姜枣蜜

【组　成】　桂圆肉250克,大枣250克,蜂蜜200克,生姜汁适量。

【制　法】　大枣洗净,与桂圆肉一同放入锅内,加水适量,置大火上煮沸,改用小火煮至七成熟,加入生姜汁、蜂蜜,搅匀,煮熟后起锅,待冷后装入瓷缸或瓶内,封口待用。

【用　法】　每日早晚空腹吃桂圆肉和大枣各6～8粒,饮汤汁30毫升。

【功　用】　益脾胃,养心血,降低尿酸。适用于痛风,冠心病等。

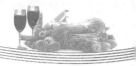

山药核桃蜜

【组　成】　山药200克,核桃仁500克,蜂蜜500克,冰糖30克。

【制　法】　核桃仁用开水浸泡10分钟,泡涨后剥去皮,切成碎粒;山药速洗烘干,研粉。将山药、核桃仁、蜂蜜和冰糖一同倒入盆内,加凉水50毫升,拌匀后加盖,用大火隔水蒸3小时,离火即成。

【用　法】　每次10克,每日早晚各1次,开水冲服。

【功　用】　健脾补肾,化痰润肺,降低尿酸。适用于痛风,咳嗽等。

西瓜姜蜜

【组　成】　西瓜1个(重约2500克),生姜100克,香油150克,大枣肉20克,蜂蜜50克。

【制　法】　将西瓜开盖,去掉中间部分瓜瓤,留瓜瓤约4厘米厚,在瓜内加入生姜片、香油、蜂蜜、大枣肉,将瓜盖好,放入锅内固定,盛水至瓜1/3处,炖煮90分钟即成。

【用　法】　趁热饮服瓜内之露,稍吃枣肉,服后稍睡片刻,能1次吃完最好,也可分2次服用,第二次食前仍需加热。

【功　用】　润肺胃,补肝肾,止咳平喘,降低尿酸。适用于痛风,咳嗽气喘等。

绿茶鸡蛋蜜

【组　成】　绿茶1克,蜂蜜25克,鸡蛋2个。

【制　法】　取沸水300毫升,加入绿茶、鸡蛋、蜂蜜,煮至蛋熟。

【用　法】　每日早餐食用。

【功　用】　补中润燥,化痰解毒,降低尿酸。适用于痛风,咳嗽等。

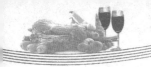

核桃蜂蜜

【组　成】　核桃仁1 000克,蜂蜜300克。

【制　法】　将核桃仁捣烂,与蜂蜜调匀,装瓶备用。

【用　法】　每次10克,每日2次,开水送服。

【功　用】　补肾养血,润肺平喘,润肠通便,降低尿酸。适用于痛风,咳嗽气喘,便秘等。

葛根姜蜜

【组　成】　葛根粉5克,生姜汁5克,蜂蜜5克。

【制　法】　将葛根粉、生姜汁、蜂蜜用沸水冲泡取汁。

【用　法】　代茶饮,每日3次,连服20～30日。

【功　用】　养阴润肺,降低尿酸。适用于痛风,咳嗽等。

百合糖浆

【组　成】　百合1 000克,蜂蜜适量。

【制　法】　将百合冲洗干净,用清水浸一夜,再放入煲中,大火煲之,使百合溶化,用纱布过滤去渣,加蜂蜜拌匀,小火熬成糖浆即成。

【用　法】　日服2次,每次10～20克。

【功　用】　滋阴润肺,降低尿酸。适用于痛风,咳嗽等。

(八)控制痛风果菜汁

蛋乳橙子汁

【组　成】　牛奶150克,橙子1个,鸡蛋黄1个,白糖适量。

【制　法】　将橙子去皮和核,榨汁,加入鸡蛋黄搅匀。炒锅上火,放入牛奶、白糖煮开,将橙汁鸡蛋黄加入搅匀即成。

【用　法】　佐餐食用。

【功　用】　止咳化痰,补气养血,降低尿酸。适用于痛风,贫血,咳嗽等。

 ## 牛奶苹果汁

【组　成】　牛奶180克,苹果1个,鸡蛋黄1个,胡萝卜30克,橘子1个。

【制　法】　将鸡蛋黄打散,搅和在牛奶中,放入锅中,用中火煮开,再将苹果、胡萝卜、橘子等分别榨成汁加入,搅和均匀即成。

【用　法】　佐餐食用。

【功　用】　补脑益智,补气养血,健脾和胃,降低尿酸。适用于痛风,贫血等。

 ## 杏仁牛奶汁

【组　成】　鲜牛奶100克,杏仁精2滴,琼脂2克,白糖30克。

【制　法】　将琼脂洗净,沥干,切成3段。汤锅上火,放清水300毫升,放入琼脂煮沸,用手勺晃动,待琼脂溶化起黏时,加白糖50克,煮沸离火,倒入鲜牛奶、杏仁精,再用手勺搅动,起锅倒入汤筛碗内过滤,冷却,放入冰箱凝冻。汤锅上火,放清水400毫升煮沸,加白糖50克,用手勺搅动,使糖溶化,将锅半边离火,撇去汤面浮沫,倒入汤筛碗内过滤,冷却后,再放入冰箱。食时从冰箱内取出,用刀划成菱形小块,滑入糖水碗内即成。

【用　法】　佐餐食用。

【功　用】　润肺化痰,补气养血,降低尿酸。适用于痛风,贫血,咳嗽等。

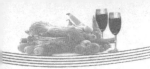

 牛奶葡萄汁

【组　成】　牛奶 500 克,葡萄汁 250 克,白糖适量。

【制　法】　将洗净的葡萄入锅,加水煮开,加入白糖,晾凉后,装入容器内,再加入煮沸的牛奶,搅拌均匀即成。

【用　法】　佐餐食用。

【功　用】　强筋健体,降低尿酸。适用于痛风。

 牛奶甜瓜汁

【组　成】　牛奶 250 克,甜瓜 300 克,蜂蜜 30 克。

【制　法】　将甜瓜洗净,去皮、瓤,切成小块后置于容器中,然后倒入牛奶,边倒边搅。再加入蜂蜜,边倒边搅,混匀后加盖,置冰箱中放凉后饮用。

【用　法】　佐餐食用。

【功　用】　清凉解渴,补脑健身,强壮筋骨,降低尿酸。适用于痛风,骨质疏松症等。

 茼蒿蛋白饮

【组　成】　鲜茼蒿 250 克,鸡蛋 3 枚,香油、食盐各适量。

【制　法】　将鲜茼蒿洗净,鸡蛋打破取蛋清;茼蒿加适量水煎煮,快熟时,加入鸡蛋清煮片刻,调入香油、食盐即可。

【用　法】　佐餐食用。

【功　用】　降压,止咳,安神,降低尿酸。适用于痛风,高血压性头昏脑涨,咳嗽咳痰,睡眠不安。

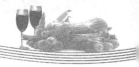

 冰糖萝卜汁

【组　成】　白萝卜 1 个(约 500 克),小块冰糖 50 克。

【制　法】　将整根萝卜将心挖去一部分,放入小块冰糖,直立放一夜,待萝卜汁渗出,取汁温饮。

【用　法】　佐餐食用。

【功　用】　消食化痰,降低尿酸。适用于痛风,食积胀满,咳嗽失声等。

 苹果芹菜柠檬汁

【组　成】　苹果 200 克,粗茎芹菜 100 克,细茎芹菜 100 克,柠檬 1/2 个。

【制　法】　将苹果洗净,去皮,再与洗净的粗、细芹菜一同放入果菜机中搅碎榨汁,然后加入柠檬汁,搅匀即成。

【用　法】　佐餐食用。

【功　用】　固齿护齿,和肝降压,降低尿酸。适用于痛风,高脂血症、高血压病,不思饮食,脘闷纳呆,暑热心烦等。

 香蕉茶汁

【组　成】　香蕉 50 克,茶叶水 50 克,白糖适量。

【制　法】　将香蕉去皮,放入茶杯中,捣碎,加入茶叶水和白糖,调匀即成。

【用　法】　佐餐食用。

【功　用】　养阴液,清头目,降尿酸。适用于痛风,高血压病,便秘等。

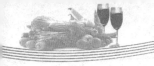

 ## 多味香蕉果汁

【组　成】　香蕉 2 个,芹菜 20 克,牛奶 100 克,草莓 6 枚,柠檬 1/4 个,黄豆粉 15 克,脱脂奶粉 15 克。

【制　法】　将草莓洗净后去蒂,香蕉去皮,芹菜洗净并切细,一同用洁净纱布包好绞取汁液,再与牛奶、黄豆粉、脱脂奶粉一同放入果菜机中搅拌均匀即成。

【用　法】　佐餐食用。

【功　用】　固齿护齿,降低尿酸。适用于痛风。

 ## 香蕉胚芽汁

【组　成】　香蕉 1 根,小麦胚芽 15 克,番茄 1/2 个,草莓 5 粒,牛奶 100 克。

【制　法】　将香蕉、番茄去皮,草莓洗净后去蒂,与牛奶一并放入果菜机中搅成匀浆即成。

【用　法】　佐餐食用。

【功　用】　减肥苗条,降低尿酸。适用于痛风,高血压病,肥胖症等。

 ## 奶味香蕉汁

【组　成】　香蕉 50 克,牛奶 75 克,蜂蜜适量。

【制　法】　将香蕉去皮,榨汁。牛奶放入锅内,煮开,晾凉;香蕉汁、蜂蜜加入牛奶中搅匀即成。

【用　法】　佐餐食用。

【功　用】　解乏提神,降低尿酸。适用于痛风。

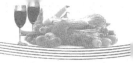
 雪梨浆

【组　成】　雪梨 3 个。

【制　法】　将梨切成薄片,去核,放入凉开水中浸泡半日即成。

【用　法】　佐餐食用。

【功　用】　清热止渴,降低尿酸。适用于痛风,糖尿病等。

雪梨百合饮

【组　成】　雪梨 1 个,百合 30 克,冰糖适量。

【制　法】　将雪梨洗净,去皮和核,切成小块;百合洗净,一起放锅中,加水煮沸,放入冰糖适量,炖 40 分钟即成。

【用　法】　佐餐食用。

【功　用】　清心安神,降低尿酸。适用于痛风,失眠等。

 五汁饮

【组　成】　生梨汁 50 克,西瓜汁 50 克,甘蔗汁 50 克,草莓汁 50 克,藕汁 50 克,陈皮 10 克。

【制　法】　将陈皮煎水,再与五汁混匀。

【用　法】　作饮料饮用。

【功　用】　清热生津,清胃止渴,降低尿酸。适用于痛风。

 西瓜雪梨饮

【组　成】　雪梨 150 克,西瓜 500 克,生荸荠 100 克。

【制　法】　将生雪梨、荸荠分别洗净,去皮,西瓜取瓤,共捣烂取汁生饮。

【用　法】　佐餐食用。

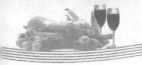

【功　用】　清热凉血,生津养胃,降低尿酸。适用于痛风,热病伤津口渴,糖尿病,热咳,噎膈,便秘等。

雪梨番茄汁

【组　成】　大雪梨2个,番茄500克。

【制　法】　将雪梨洗净,去皮,切成薄片,放入碗中,加凉开水适量,淹没梨片,浸泡半天,与洗净去皮、蒂的番茄同入家用榨汁机榨取汁液。

【用　法】　佐餐食用。

【功　用】　清热除烦,滋阴养血,降低尿酸。适用于痛风,热病伤津口渴,糖尿病等。

梨藕汁

【组　成】　梨500克,藕500克,蜂蜜适量。

【制　法】　将梨洗净,去皮和核,切碎;藕洗净,去节切碎,然后分别用纱布绞汁。将两汁混匀,放入蜂蜜搅匀即成。

【用　法】　佐餐食用。

【功　用】　清热化痰,凉血止血,降低尿酸。适用于痛风,热病伤津口渴,咳嗽,便秘等。

子木瓜汁

【组　成】　橘子150克,木瓜1个,柠檬汁25克,蜂蜜适量。

【制　法】　将橘子去皮,榨汁;木瓜洗净,去皮,捣烂取汁。取容器,放入橘汁、木瓜汁,再放入柠檬汁、蜂蜜搅拌均匀即成。

【用　法】　佐餐食用。

【功　用】　降低尿酸。适用于痛风。

鲜橘汁

【组　成】　鲜橘子 500 克,白糖适量。

【制　法】　将橘子去皮,分成瓣,再去筋络,然后去核,用消毒纱布压汁,加上白糖拌匀即成。

【用　法】　佐餐食用。

【功　用】　润肺开胃,降低尿酸。适用于痛风,消化不良,热病后津液不足,伤酒烦渴,咳嗽气喘等。

牛奶橘汁

【组　成】　牛奶 150 克,橘汁 50 克,白糖 10 克。

【制　法】　将牛奶放入小奶锅中,上火煮开,离火晾凉后,倒入橘汁,加上白糖,拌匀即成。

【用　法】　佐餐食用。

【功　用】　强身补益,降低尿酸。适用于痛风,脘腹痞满,嗳气,热病后津液不足等。

甜橙汁

【组　成】　橙子 180 克,柠檬 25 克,白糖 10 克,冰块 100 克,凉开水 300 毫升。

【制　法】　将橙子洗净,去皮、子;柠檬洗净,去皮、核,一同放进搅拌机,加入凉开水和白糖,边搅边加入冰块,约搅拌 1 分钟,过滤后即成。

【用　法】　佐餐食用。

【功　用】　生津健脑,降低尿酸。适用于痛风,咽燥口渴,咳嗽痰多,醉酒等。

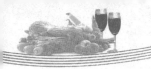

 鲜桃子汁

【组　成】　桃子 250 克，柠檬 30 克，白糖 10 克，冰块 30 克，凉开水 400 毫升。

【制　法】　将桃子洗净，挖去果核待用；柠檬去皮、核后放进搅拌机，加入清水，搅拌 1 分钟，然后加入桃子和白糖，再次搅拌，并加入冰块，合上盖，当桃子成为稀浆汁时，分别倒入 3 只杯子中，即可饮用。

【用　法】　佐餐食用。

【功　用】　生津消渴，降低尿酸。适用于痛风。

 樱桃汁

【组　成】　鲜樱桃 250 克。

【制　法】　将鲜樱桃洗净，除柄，放入绞汁机内绞取汁液，再用洁净纱布过滤即成。

【用　法】　佐餐食用。

【功　用】　滋补养颜，降低尿酸。适用于痛风，病后体虚气弱，气短心悸，倦怠食少等。

菠萝蛋白汁

【组　成】　菠萝 150 克，鸡蛋(取清)1 个，柠檬汁、苏打水各适量。

【制　法】　将菠萝去皮，榨汁，加入鸡蛋清及少量清水，搅拌均匀后，加入柠檬汁，边加边搅，再倒入苏打水搅匀。

【用　法】　佐餐食用。

【功　用】　降脂补虚，降低尿酸。适用于痛风，消化不良，泄泻，水肿，小便不利，糖尿病等。

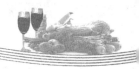

菠萝梨汁

【组　成】　菠萝 50 克，梨 1 个，白糖适量。

【制　法】　将菠萝去皮，榨汁；梨去皮和子，榨汁。将菠萝汁和梨汁倒入容器中搅匀，加入白糖，再放入冰块即成。

【用　法】　佐餐食用。

【功　用】　补气生津，止咳化痰，降低尿酸。

【主　治】　适用于痛风，咳嗽，糖尿病等。

鲜李汁

【组　成】　鲜李子 50 克，白糖 10 克，冰块 10 克，凉开水 150 毫升。

【制　法】　将李子洗净，挖去果核，放进搅拌机，加入白糖和清水，一边搅拌一边加入冰块，当李子成为稀浆汁时，倒入杯子中即成。

【用　法】　佐餐食用。

【功　用】　生津利水，醒脑安神，降低尿酸。适用于痛风，失眠，腹水，小便不利等。

西瓜番茄汁

【组　成】　西瓜 1 000 克，番茄 500 克。

【制　法】　将西瓜剖开，取瓤去子，以洁净纱布绞取汁液；番茄用沸水冲烫，剥皮去子，再用洁净纱布绞取汁液，然后与西瓜汁合并即成。

【用　法】　佐餐食用。

【功　用】　滋阴润燥，清热解暑，生津止渴。适用于痛风，暑热疰夏，小便不利，咽喉疼痛，口舌生疮，风火牙痛，热病烦渴，以及泌尿系感染，高血压病等。

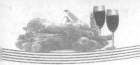

西瓜汁

【组　成】　西瓜 2 000 克,白糖适量。

【制　法】　将西瓜洗净,擦干,去皮,切碎,捣烂,用洁净的纱布取汁液,加上白糖搅拌均匀即成。

【用　法】　佐餐食用。

【功　用】　清暑退热,生津利尿,降低尿酸。适用于痛风,暑热痊夏,小便不利,咽喉疼痛等。

香瓜菠萝汁

【组　成】　香瓜 150 克,菠萝汁 30 克,白糖适量。

【制　法】　将香瓜去皮、子,榨汁。将菠萝汁、香瓜汁倒进容器内,搅匀,若有冰块加入更好。

【用　法】　佐餐食用。

【功　用】　健身强体,补益脾胃,降低尿酸。适用于痛风,暑热烦渴,宿食停滞于胃等。

胡萝卜蜜汁

【组　成】　胡萝卜 500 克,蜂蜜适量。

【制　法】　将胡萝卜洗净,切碎,捣汁,去渣后加入蜂蜜搅匀即成。

【用　法】　代茶饮。

【功　用】　润肠通便,降低尿酸。适用于痛风,便秘等。

牛奶蛋蜜汁

【组　成】　牛奶 100 克,苹果 2 个,胡萝卜 30 克,蜂蜜 35 克,鸡蛋黄 1 个。

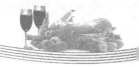

【制　法】　将胡萝卜、苹果洗净,苹果去核后切成小块,胡萝卜切成小片,与鸡蛋黄、牛奶同放入果汁机中搅成果蔬汁,如果太浓可加凉开水适量调稀。蜂蜜放入杯中,倒入一些果蔬汁搅溶搅开,使其均匀,再倒入全部果蔬汁,调匀即成。

【用　法】　代茶饮。

【功　用】　滋阴润燥,养血补血,降低尿酸。适用于痛风,贫血等。

 ## 苹果菜蜜汁

【组　成】　苹果 300 克,马铃薯 300 克,胡萝卜 300 克,芹菜 200 克,蜂蜜适量。

【制　法】　将苹果、马铃薯、胡萝卜、芹菜分别洗净,切细,放入果汁机中榨汁,调入蜂蜜适量即成。

【用　法】　代茶饮。

【功　用】　通络止痛,降低尿酸。适用于痛风。

 ## 姜蜜汁

【组　成】　鲜生姜汁 10 克,蜂蜜 20 克。

【制　法】　将鲜生姜汁放入茶杯中,加水 20 毫升调匀,再加入蜂蜜调匀即成。

【用　法】　代茶饮。

【功　用】　温中散寒,止呃止呕,降低尿酸。适用于痛风,呃逆等。

 ## 萝卜橘子汁

【组　成】　萝卜 160 克,胡萝卜 400 克,橘子 150 克,苹果 400 克,蜂蜜适量。

【制　法】　将萝卜、胡萝卜、橘子、苹果洗净,切细,放入果汁机内榨汁,然后加入适量蜂蜜,调匀即成。

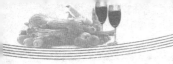

【用　法】　代茶饮。

【功　用】　止咳化痰,降低尿酸。适用于痛风,咳嗽等。

 马齿苋蜜汁

【组　成】　鲜马齿苋汁 1 000 克,蜂蜜 30 克。

【制　法】　将马齿苋用温开水洗净,榨汁,加入蜂蜜调匀即成。

【用　法】　代茶饮。

【功　用】　清热解毒,杀菌止痢,降低尿酸。适用于痛风,腹泻等。

 果菜蜜汁

【组　成】　胡萝卜 400 克,芹菜 200 克,苹果 300 克,蜂蜜适量。

【制　法】　将胡萝卜、芹菜、苹果洗净,沥干,切碎,入果汁机内榨汁,如太浓可酌加凉开水,汁中纤维太多可滤汁,然后兑入蜂蜜即成。

【用　法】　代茶饮。

【功　用】　和胃消食,降低尿酸。适用于痛风。

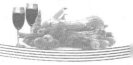

四、痛风相关症状的食疗

（一）高尿酸血症的调养食方

高尿酸血症是指血中尿酸超过正常范围的一种状态。临床上，当血尿酸超过 390 微摩/升，才可诊断为高尿酸血症。当血尿酸超过 420 微摩/升时，高尿酸血症已十分明确。大多数痛风患者的血尿酸值均超过 420 微摩/升。病理生理学上，血尿酸的溶解度在 420 微摩/升以上，已达到了超饱和状态，此时血尿酸极易在组织内沉积而造成痛风。很多原因都可以引起血中尿酸盐含量升高，而痛风则是最常见的原因之一。单纯的高尿酸血症一般无显著的临床症状，所以若不做血尿酸测定时，一般不能发现高尿酸血症患者。当高尿酸血症的患者出现关节痛、肾绞痛或血尿等症状时，表明已进入痛风阶段，而不是单纯的高尿酸血症了。当然，没有临床症状的单纯高尿酸血症患者，并不代表他的关节组织或肾脏完全正常而未受到尿酸沉积的影响，只不过是这种尿酸沉积引起的组织损害比较轻微，临床尚未出现明显的症状。无症状的高尿酸血症患者在人群中的发病数比痛风患者要高得多。因此，对年龄在 40 岁以上，尤其是 50～65 岁的高危人群应进行血尿酸的普查。高尿酸血症是导致痛风的先决条件，没有高尿酸血症就没有痛风。但高尿酸血症可在较长时间内单独存在，甚至不发展为痛风。对所有的单纯高尿酸血症者应采取有效纠正措施，以防止其发展为痛风。高尿酸血症患者对嘌呤含量高的食物可较痛风急性发作期适当放宽一些，但血尿酸浓度高时，最好仍选择不含嘌呤的蛋、奶类食品为蛋白质来源。血尿酸浓度正常时，每周可选择 2～3 次低嘌呤的鱼肉类，如青鱼、鳝鱼、金枪鱼、鲱鱼、鲑鱼、鲥鱼、龙虾、螃蟹、牡蛎、鸡肉、羊肉、牛肚等。

 ## 佛手蒸饺

【组　成】　面粉 100 克,赤小豆 100 克,白糖 20 克,糖玫瑰 15 克,猪油 30 克。

【制　法】　将赤小豆淘洗干净,用水浸泡半天倒入锅内,加水煮至熟烂,捞出用铜丝罗筛擦去豆皮,即成豆沙。炒锅上火,加猪油烧热,先加入白糖炒之,待糖溶后加入豆沙,用小火翻炒,直至水分炒干,再加糖玫瑰,炒透,盛出晾凉,即成为馅料。面粉加热水拌匀,和成热水面团揉匀,放在案板上摊开晾凉,再揉匀揉透,饧面片刻再稍揉几下,搓成长条,揪成小面剂,再擀成中间稍厚的圆形面皮。将馅料放入面皮里,包馅把口捏紧,放在案板上,再将捏口处压扁,用刀在上面切上 4 刀,捏成 5 个手指状,再将中间 3 个指头向内拳握,即成佛手状饺子生坯;饺子生坯摆入小笼里,呈环状,中间放 1 只,大火大气蒸熟,原笼垫盘,直接上桌。

【用　法】　早晚餐食用。

【功　用】　促进尿酸排泄,健脾养血。适用于高尿酸血症。

 ## 猪板油烧青菜

【组　成】　青菜 500 克,猪板油 50 克,植物油 20 克,酱油 15 克,食盐 2 克,葱花、生姜末各适量。

【制　法】　将青菜洗净,沥干,切成 3 厘米左右的方块。将猪板油切成细丁。炒锅上大火,放油烧热,放入猪油丁,炒至八成熟(猪油丁从奶白色变成半透明),加入葱、生姜末,放入青菜,炒拌均匀,再加酱油、食盐,拌匀再煮 3～5 分钟后,出锅即成。

【用　法】　佐餐食用。

【功　用】　促进尿酸排泄,滋阴养颜。适用于高尿酸血症。

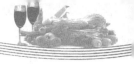

 甜拌菜心

【组　成】　白菜心 500 克,胡萝卜 100 克,芝麻酱、白糖、香油、醋各适量。

【制　法】　将菜心和胡萝卜洗净,分别切成细丝,放入汤盘内;将芝麻酱用香油调开,浇在白菜丝上,撒上白糖,吃时加上醋即成。

【用　法】　佐餐食用。

【功　用】　促进尿酸排泄,清热止渴,健脾化湿。适用于高尿酸血症。

 炝芹菜

【组　成】　嫩芹菜 500 克,生姜丝 10 克,香油 10 克,花椒 3 克,醋 10 克,植物油 25 克,食盐、白糖、味精、生姜丝各适量。

【制　法】　将嫩芹菜洗净,切成 4 厘米长的段,切成小段,放入开水中焯一下,捞出后用凉水冲凉,捞出控水放碗中,加食盐少量,挤去水分,再撒上生姜丝,淋上香油。炒锅上火,放油烧热,下花椒稍炸,待出味,捞去花椒,然后迅速将油淋在芹菜、生姜丝上,拌匀,加盖焖 10 分钟,至芹菜入味开盖,加入食盐、味精、醋,调拌均匀后装盘即成。

【用　法】　佐餐食用。

【功　用】　促进尿酸排泄,醒脑健神,润肺止咳。适用于高尿酸血症。

 芹菜炒鸡蛋

【组　成】　鸡蛋 4 个,芹菜 500 克,葱花 5 克,食盐 2 克,黄酒 5 克,香油 50 克。

【制　法】　将芹菜择洗干净,切成 3 厘米长的段,用沸水焯一下,捞出晾凉,沥水待用;将鸡蛋磕入碗内,加入食盐 2 克,葱花、黄酒和适量凉水调匀。炒锅上火,放香油烧热,倒入鸡蛋液边炒边淋油,炒至鸡蛋半熟,再放入芹菜、食盐,炒熟后出锅,盛入盘内即成。

【用　法】　佐餐食用。

【功　用】　促进尿酸排泄,清热解毒,利湿消肿。适用于高尿酸血症。

 ## 番茄荸荠

【组　成】　罐头荸荠500克,番茄酱20克,面粉100克,淀粉50克,食盐2克,味精1克,酱油5克,黄酒10克,醋5克,白糖15克,植物油1 000克(实耗约100克),湿淀粉10克。

【制　法】　将面粉、干淀粉、食盐、味精、清水少许放入大碗中调成糊;将荸荠挂上糊备用。炒锅上火,加植物油烧至六成热,逐个放入荸荠,炸至金黄色时沥干油;原锅上火,留底油少许烧热,放入番茄酱煸炒几下,烹入黄酒,加白糖、酱油、食盐、味精及醋,然后用湿淀粉勾芡,淋热油少许,随即放入炸好的荸荠快速翻炒,待汁挂匀后装盘即成。

【用　法】　佐餐食用。

【功　用】　促进尿酸排泄,健胃消食,清热化痰。适用于高尿酸血症。

 ## 糖醋黄瓜

【组　成】　黄瓜500克,白糖10克,香油2克,食盐、白醋各适量。

【制　法】　将黄瓜去掉两头的瓜蒂,瓜柄及内瓤,切成5厘米长、2厘米宽的条片,放入碗中,撒入食盐腌5分钟左右,滗去汁水待用。炒锅上火,放水、白糖,煮开熬浓,再放入醋精,浇在黄瓜上,腌泡1小时,淋上香油即成。

【用　法】　佐餐食用。

【功　用】　促进尿酸排泄,开胃消食,减肥轻身。适用于高尿酸血症。

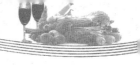

 素熬冬瓜

【组　成】　冬瓜 500 克,鲜汤 100 毫升,植物油 15 克,食盐 2 克,葱花、生姜末、香菜、香油各适量。

【制　法】　将冬瓜去皮瓤,洗净,切片待用。炒锅上大火,放油烧热,下葱花、生姜末稍炒一下,随即放汤,待煮开后再放进冬瓜片、酱油、食盐等,待冬瓜熟时加香菜,淋上香油即成出锅。

【用　法】　佐餐食用。

【功　用】　促进尿酸排泄,祛暑除烦,清热解毒。适用于高尿酸血症。

 扒苹果

【组　成】　苹果 750 克,白糖 300 克,蜂蜜 30 克,桂花酱 10 克,香油 25 克,植物油 250 克(实耗约 50 克)。

【制　法】　将苹果洗净,削皮,切成厚约 1 厘米的大片,去核成金钱形。将炒锅放火上,加油烧至六成热时,放入苹果片,炸至棕黄色捞出;炒锅上火,加香油烧热,放白糖、蜂蜜炒成红汁,再放少许热水呈红色,放进炸过的苹果,待回软时加入白糖、蜂蜜、桂花酱及少许水,改用小火将汁烧至稠浓即成。装盘时,先将苹果整齐地放在盘中,再将余汁浇入。

【用　法】　佐餐食用。

【功　用】　促进尿酸排泄。适用于高尿酸血症。

 樱桃西米粥

【组　成】　樱桃 50 克,西米 50 克,玫瑰卤 5 克,白糖 30 克。

【制　法】　将西米用清水浸泡 30 分钟。清水上锅煮开,加入樱桃、西米、白糖共煮成粥,调入玫瑰卤即成。

【用　法】　早晚餐食用。

【功　用】　调中益气，祛风除湿，促进尿酸排泄。适用于高尿酸血症。

茯苓山药羹

【组　成】　白茯苓 30 克，山药 60 克，红糖 15 克。

【制　法】　将山药、茯苓共研成粗粉，入锅中，加水煮成稠羹，用生粉勾薄芡，兑入红糖，调匀即成。

【用　法】　佐餐食用。

【功　用】　益气健脾，促进尿酸排泄。适用于高尿酸血症。

萆薢牛膝蜜饮

【组　成】　萆薢 60 克，川牛膝 30 克，蜂蜜 15 克。

【制　法】　将萆薢、川牛膝洗净，入锅加水适量，煎煮 40 分钟，去渣取汁，待药汁转温后调入蜂蜜即成。

【用　法】　上下午分服。

【功　用】　清热化湿，通络止痛。适用于高尿酸血症、湿热痹阻型痛风。

【按　语】　萆薢擅长清热化湿，又可祛风湿、止痹痛，针对痛风高尿酸血症的特点，许多人在治疗痛风中都强调利尿以增加尿酸排泄的重要性。现代药理研究和临床研究均已证实，萆薢具有促进尿酸排泄，降低血尿酸水平的作用；川牛膝清热利湿通络，与萆薢、蜂蜜制成药膳，对湿热痹阻型痛风尤为适宜。

车前草饮

【组　成】　车前草 40 克。

【制　法】　将车前草洗净，入锅加水适量，煎煮 40 分钟，去渣取汁即成。

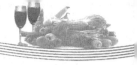

【用　法】　早晚分服。

【功　用】　清热利湿,降低血尿酸。适用于高尿酸血症、湿热痹阻型痛风。

【按　语】　车前草甘寒无毒,有清热化湿,利水通淋功用。现代药理研究表明,车前草利水的同时也能增加对尿毒、氯化钠及尿酸的排泄。用车前草治疗痛风的机制在于利水而增加尿酸排泄,进而纠正嘌呤代谢紊乱,故长期服用对湿热痹阻型痛风行之有效。

牛膝黄柏茶

【组　成】　牛膝 15 克,黄柏 15 克,赤小豆 25 克。

【制　法】　将牛膝、黄柏、赤小豆放入锅中,加水煎汤代茶饮。

【用　法】　代茶,频频饮用。

【功　用】　清热化湿,活血通络。适用于高尿酸血症、湿热痹阻型痛风。

【按　语】　牛膝可补肝肾、强筋骨、利关节、化瘀血、止痹痛,尤其长于治下半身腰膝关节疼痛;黄柏、赤小豆协助牛膝清热化湿。本药茶对湿热瘀阻、关节红肿疼痛之痛风有辅助治疗作用。

金银花薏苡仁粥

【组　成】　金银花 20 克,薏苡仁 20 克,芦根 30 克,冬瓜子仁 20 克,桃仁 10 克,粟米 100 克。

【制　法】　将前 5 味药用冷水浸泡半小时,加水煎煮 15 分钟,去渣取汁,再与粳米一起煮成稠粥。

【用　法】　早晚分食。

【功　用】　清热化湿,活血化瘀。适用于高尿酸血症、湿热痹阻型痛风。

【按　语】　金银花清热解毒,薏苡仁化湿蠲痹,芦根协助金银花清热,冬瓜子协助薏苡仁利湿痰,桃仁活血化瘀,粳米健脾和胃。本药粥对

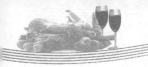

湿热痹阻型痛风有辅助治疗作用。

 面粉百合粥

【组　成】　精白面粉 100 克,百合 25 克。

【制　法】　将百合加水 500 毫升煮熟,撒入麦片搅匀煮沸 3～5 分钟即可食用。也可加白糖调味。

【用　法】　上下午分食。

【功　用】　清热化湿,降低血尿酸。适用于高尿酸血症、湿热痹阻型痛风。

【按　语】　精白面粉嘌呤含量很少,这一类细粮适合痛风患者作为一日 3 餐的主食;百合含有一定量的秋水仙碱。本药粥对痛风病急性发作期轻症患者,对痛风性关节炎缓解期患者也适宜。

 薏苡仁莲子百合粥

【组　成】　薏苡仁 50 克,莲子(去心)30 克,百合 20 克,粳米 60 克,红糖适量。

【制　法】　将薏苡仁、莲子、百合洗净,放入锅中,加水煮烂,再与粳米一同煮粥,加入红糖调味食用。

【用　法】　早晚分食。

【功　用】　清热化湿,降低血尿酸。适用于高尿酸血症、湿热痹阻型痛风。

【按　语】　薏苡仁药食两用,既是清热除痹、利湿舒筋良药,又是健脾养胃的杂粮;莲子健脾利湿;百合含秋水仙碱,有较好抗痛风功用。以上 3 味煮粥,对湿热痹阻型痛风有辅助治疗作用。

 百合笋片熘白菜

【组　成】　净百合瓣 30 克,嫩白菜心 200 克,竹笋 100 克。

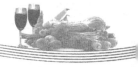

【制　法】　将白菜心、竹笋切成1厘米宽、3厘米长的条,把竹笋片入沸水锅中,煮沸后放入白菜心,再次煮沸后,一同捞出,沥干水分。炒锅置火上,放植物油烧成七成热,入净百合瓣、姜丝、葱末、黄酒、酱油及清水少许,煮沸后,入白菜心、竹笋煮两沸后,加味精、食盐适量,熘炒数下,用湿淀粉勾芡即成。

【用　法】　当菜佐餐,随意服食。

【功　用】　解热除寒,清除尿酸。适用于高尿酸血症、湿热痹阻型老年痛风病急性发作期。

【按　语】　白菜、竹笋为大众喜食的素菜,属于偏碱性食物,含嘌呤少,经常食用可使人体血液偏于碱性,能使尿酸溶解并排出体外;百合含有一定量的秋水仙碱,所以对老年痛风急性发作期有较好的辅助治疗作用。由于本药膳方脆嫩清香,可口宜人,颇受患者欢迎。

　炒乌梢蛇片　

【组　成】　乌梢蛇(人工养殖)1条,食盐、胡椒粉、黄酒、葱段、生姜片、植物油各适量。

【制　法】　将乌梢蛇宰杀,去皮及内脏,洗净,切成薄片。炒锅上火,放油烧至七成熟,将蛇片倒入锅中反复翻炒,至蛇片八成熟时,加食盐、黄酒、葱段、生姜片,继续翻炒至熟透,撒上胡椒粉即成。

【用　法】　当菜佐餐,随意食用。

【功　用】　清热解毒,祛风舒筋,活络止痛。适用于高尿酸血症、湿热痹阻型痛风。

【按　语】　乌梢蛇为游蛇科动物乌风蛇除去内脏的干燥全体,具有清热解毒、祛风通络、舒筋止痛作用。人工饲养的乌梢蛇肉可供食用。若能经常当菜佐餐,对湿热痹阻型痛风有辅助治疗作用。

　薏苡仁炖蛇肉　

【组　成】　薏苡仁50克,蛇肉200克,黄酒、食盐、味精、葱段、生姜

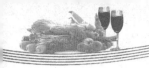

片、胡椒粉、猪油各适量。

【制　法】　将薏苡仁去杂，洗净；蛇肉洗净，入沸水锅内焯一下，捞出切块。砂锅上火，放猪油烧热，将薏苡仁、蛇肉同放入锅内，加入适量清水、黄酒、葱段、生姜片、食盐煮沸，改为小火炖至蛇肉熟烂，拣去生姜片、葱段，放入味精、胡椒粉调味，出锅即成。

【用　法】　当菜佐餐，随意食用。

【功　用】　清热利湿，祛风通络，活血止痛。适用于高尿酸血症、湿热痹阻型痛风。

【按　语】　薏苡仁可健脾化湿、蠲痹清热；蛇肉能清热利湿、通络止痛，与薏苡仁同炖后适用于湿热痹阻型老年痛风患者。

威灵仙蛇肉汤

【组　成】　活蛇1条，威灵仙15克，细辛3克，当归10克，大枣10枚，生姜、食盐各适量。

【制　法】　将活蛇宰杀，去头、皮及内脏，洗净后切成段，与洗净的威灵仙、细辛、当归、大枣、生姜一同放入砂锅内，加适量清水，先用大火煮开，转用小火慢炖2小时左右，待蛇肉熟烂，加入食盐调味即成。

【用　法】　当菜佐餐，随意食用。

【功　用】　祛风散寒，利湿通络。适用于高尿酸血症、湿热痹阻型痛风，对兼有风湿者尤为适宜。

【按　语】　威灵仙善于通行经络，祛风除湿止痛之力颇强，凡风湿痹痛，痛风关节屈伸不利、筋脉拘挛者均可选用。威灵仙与祛风通络止痛的蛇肉炖汤后对湿热痹阻型痛风兼有风湿者尤为适合。

土茯苓乌梢蛇汤

【组　成】　乌梢蛇250克，黄瓜500克，土茯苓100克，赤小豆60克，生姜30克，大枣20克，食盐适量。

【制　法】　将乌梢蛇宰杀后剥皮，去头及内脏，洗净后放入沸水锅

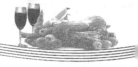

中煮熟,去骨取肉;黄瓜洗净,切成块,与洗净去核的大枣、赤小豆、土茯苓、生姜、蛇肉一同放入砂锅内,加水适量,用大火煮沸后转用小火炖3小时,加食盐调味即成。

【用　法】　当菜佐餐,随意食用。

【功　用】　清热化湿,解毒通络。适用于高尿酸血症、湿热痹阻型痛风。

【按　语】　土茯苓具有解毒除湿、通利关节等功用。现代药理研究证实,土茯苓可增加血尿酸的排泄,有利于控制高尿酸血症,与祛风通络止痛的乌梢蛇同炖后,可作为痛风病急性期、慢性期的辅助治疗。

 绿豆百合荷叶汤

【组　成】　绿豆100克,百合50克,鲜荷叶200克,冰糖适量。

【制　法】　将鲜荷叶洗净,切碎,加水适量煎煮,去渣取汁,加入洗净的绿豆、百合,一同炖烂,加入冰糖调味即成。

【用　法】　早晚分食。

【功　用】　清热化湿,降低血尿酸。适用于高尿酸血症、湿热痹阻型痛风。

【按　语】　绿豆能祛热解暑、利尿消肿;百合含一定量的秋水仙碱,能对抗痛风;荷叶清暑化湿利尿。以上3味合用,对湿热痹阻型痛风患者有减轻症状的功用。

 冬瓜薏苡仁汤

【组　成】　冬瓜(连皮)500克,薏苡仁30克,食盐适量。

【制　法】　将薏苡仁用清水浸泡20分钟,冬瓜洗净,连皮切成块状,同放砂锅内,加清水适量,煮至薏苡仁熟烂,加入食盐即成。

【用　法】　早晚分食,喝汤,吃冬瓜、薏苡仁。

【功　用】　清热化湿,降低血尿酸。适用于高尿酸血症、湿热痹阻型痛风。

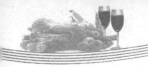

【按　语】　冬瓜与大多数蔬菜一样，嘌呤含量较少，可供痛风患者食用；薏苡仁健脾化湿，与冬瓜炖汤食用，有清热化湿，降低血尿酸的功用。

桃红萆薢饮

【组　成】　桃仁 10 克，红花 6 克，全当归 10 克，萆薢 15 克，生薏苡仁 20 克，苍术 15 克，蜂蜜 30 克。

【制　法】　将桃仁、红花、全当归、萆薢、生薏苡仁、苍术洗净，入锅加水适量，煎煮两次，每次 30 分钟，合并滤汁，待药汁转温后，调入蜂蜜即成。

【用　法】　上下午分服。

【功　用】　活血化瘀，化痰祛湿。适用于高尿酸血症、痰瘀阻络型痛风。

【按　语】　桃仁、红花、全当归活血化瘀；苍术、生薏苡仁、萆薢化痰祛湿、蠲痹通络。本药膳方对痰瘀阻络型痛风有辅助治疗作用。

川牛膝威灵仙饮

【组　成】　川牛膝 20 克，威灵仙 30 克，鸡血藤 20 克，蜣螂虫 10 克，土鳖虫 10 克，蜂蜜 30 克。

【制　法】　将川牛膝、威灵仙、鸡血藤、蜣螂虫、土鳖虫洗净，入锅加水适量，煎煮两次，每次 30 分钟，合并滤汁，待药汁转温后调入蜂蜜即成。

【用　法】　上下午分服。

【功　用】　活血化瘀，化痰蠲痹，通络止痛。适用于高尿酸血症、痰瘀阻络型痛风。

【按　语】　川牛膝擅长祛风湿、蠲痹通络止痛；威灵仙适用于各种痹痛；鸡血藤活血通络；蜣螂虫、土鳖虫活血化瘀，搜风通络。本药膳方对痰瘀痹阻兼有寒湿之痛风有效。

鳖虫川芎糊

【组　成】　土鳖虫 3 克,川芎 10 克,炒面粉 30 克,红糖适量。

【制　法】　将土鳖虫、川芎共研细末,加入炒面粉中,以沸水冲调,加红糖调味即成。

【用　法】　早晚分食。

【功　用】　活血化瘀,通络止痛;适用于高尿酸血症、痰瘀阻络型痛风。

【按　语】　土鳖虫善于活血化瘀、通络止痛。川芎长于活血行气、祛风止痛。以上两味与面粉、红糖同制成糊剂,对痰瘀阻络,偏于血瘀之痛风有治疗功用。

过桥全蝎

【组　成】　活蝎 50 克,黄瓜 300 克,香菜 200 克,荷叶饼 250 克,洋葱 60 克,全蛋糊 200 克,食盐 3 克,味精 1 克,芥末酱 5 克,豆瓣辣酱 10 克,香油 20 克,植物油 250 克(实耗约 20 克)。

【制　法】　将蝎子去尾,放温水中浸泡,捞出沥干水分,或将蝎子放冷盐水中加温,令其蹦跳排尽毒液至死,再捞出沥干水分;洋葱洗净,切细丝,加入食盐、味精、香油(10 克),拌匀;黄瓜去皮,洗净,切成细条,加少许食盐腌渍片刻后挤去水分,在盘中堆砌成形;香菜洗净,切成小段。炒锅上中火,放油烧至五成热,速将蝎子沾匀全蛋糊,下油锅内炸至色黄身挺直时捞出,待油温升至六七成热时,再投入复炸 1 次,至表皮酥脆,色深黄时捞起,在盘内堆成形。芥末酱加入少许食盐、味精,调匀成芥末味碟;豆瓣辣酱也加入少许味精、香油,调成辣酱味碟,与洋葱、香菜、黄瓜条、荷叶饼一同随蝎子上桌。吃时可用荷叶饼夹洋葱、蝎子蘸芥末酱食用,也可用荷叶饼夹蝎子、黄瓜条、香菜,蘸豆辣酱食用。

【用　法】　当菜佐餐,随意食用。

【功　用】　化痰散瘀,攻毒散结,通络止痛。适用于高尿酸血症、痰瘀阻络型痛风。

【按　语】　全蝎具有解毒散结、化瘀止痉、通络止痛功用,对顽固性风湿痹痛有效;全蝎与黄瓜、香菜、荷叶饼、洋葱等含嘌呤较少的食物配伍制成清香酥脆的虫类药膳,对痰瘀阻络型痛风有辅助治疗作用。

壁虎鸡蛋

【组　成】　活壁虎约 10 条,鸡蛋 1 个。

【制　法】　将活壁虎置砂罐中干烧至死,勿令焦,研磨成精末,再置砂锅中焙干,进行第二次研磨,经筛过后即成壁虎粉,储存备用;将鸡蛋煮熟,烘干,研成细粉,然后与壁虎粉(约 3 克)混匀装入纸包中即成。

【用　法】　早晚分服。

【功　用】　化瘀散结,祛风解毒。适用于高尿酸血症、痰瘀阻络型痛风。

【按　语】　壁虎又称守宫,可祛风散结,解毒通络、化痰止痛。古代常用于治疗关节风湿性疼痛,与补益气血的鸡蛋同用,对痰瘀阻络型痛风有扶正蠲痹作用。

知柏地黄蜜饮

【组　成】　知母 10 克,黄柏 10 克,生地黄 15 克,牡丹皮 10 克,蜂蜜 20 克。

【制　法】　将知母、黄柏、生地黄、牡丹皮洗净,入锅加水适量,大火煮沸,改小火煎煮 40 分钟,去渣取汁,待药汁转温后,调入蜂蜜即成。

【用　法】　上下午分服。

【功　用】　滋补肝肾,升清化浊。适用于高尿酸血症、肝肾亏虚型痛风。

【按　语】　知母、黄柏、牡丹皮清热化湿,升清降浊;生地黄滋补肝肾。本药膳方对肝肾亏虚、湿热未清之痛风有辅助治疗作用。

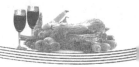

 骨碎补鹿角霜粉

【组　成】　骨碎补 200 克,鹿角霜 100 克。

【制　法】　将骨碎补、鹿角霜共研为细末,瓶装备用。

【用　法】　每日 2 次,每次 6 克,用黄酒送服。

【功　用】　补肾健骨,祛痹强筋。适用于高尿酸血症、肝肾亏虚型痛风。

【按　语】　骨碎补擅长补肾蠲痹、活血止痛;鹿角霜为鹿角熬胶后的残渣,价格低廉,可补肾强筋骨。以上 2 味碾粉,加工 1 次可服用 3 周,能明显缓解痛风疼痛。

 麻条山药

【组　成】　鲜山药 250 克,熟芝麻粉 30 克,植物油、白糖各适量。

【制　法】　将山药洗净,去皮,切成 4 厘米长的段,再改成 1 厘米宽的条,要求切整齐。炒锅上中火,放油烧至五成热,下山药条炸透,倒入漏勺;炒锅留少许底油,将白糖下锅烧开,炒至糖汁能拔出丝时将山药下锅,颠翻挂匀糖汁,将芝麻粉撒上,装在抹油的盘中。

【用　法】　当甜点,随意食用。应趁热快吃,吃时可取 1 小碗凉水,将山药蘸凉水吃。

【功　用】　滋补肝肾。适用于高尿酸血症、肝肾亏虚型痛风。

【按　语】　山药可补脾胃,滋养肝肾,在蔬菜中嘌呤含量极少;黑芝麻滋补肝肾、润肠通便,与鲜山药制成甜点后,可作为肝肾亏虚型痛风患者的辅助治疗药膳。

 核桃仁奶油炒蛋

【组　成】　鸡蛋 4 只,奶油 50 克,核桃仁粉 30 克,葱丝 10 克,食盐适量。

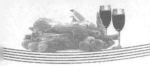

【制　法】　将鸡蛋打入碗中,加适量食盐及核桃仁粉,打散调匀。炒锅上火,放入奶油,下葱丝炸香,倒入鸡蛋液炒熟,出锅装盘即成。

【用　法】　早晚分食。

【功　用】　滋阴润燥。适用于高尿酸血症、肝肾亏虚型痛风。

【按　语】　鸡蛋、牛奶在荤菜中含嘌呤少;核桃仁补肝肾,润肠道。本药膳方对肝肾亏虚型痛风有辅助治疗作用。

天麻杜仲粉

【组　成】　天麻 150 克,杜仲 150 克。

【制　法】　将天麻、杜仲晒干或烘干,研成细粉,瓶装备用。

【用　法】　每日 2 次,每次 6 克,温开水送服。

【功　用】　蠲痹去湿,止痛通络。适用于高尿酸血症、肝肾两虚型老年痛风病发作间歇期和慢性期,关节肿大疼痛,功能障碍。

【按　语】　天麻具有良好的通经活络作用,惯用于风湿痹痛、手足不遂。现代实验研究提示,天麻有镇痛作用,能对抗冰醋酸引起的机体反应,提高对热刺激的痛阈值。杜仲对冰醋酸所致机体反应,热板法试验均有镇痛效果。杜仲能补肝肾、强筋骨,善治肝肾不足引起的腰腿疼痛。将以上 2 味镇痛佳品同研细粉,坚持服用 2 个月,对老年痛风病史较长,关节肿大畸形,功能障碍或关节周围、耳轮周围有痛风石者有良好疗效。

山药大枣蛇肉汤

【组　成】　山药 200 克,蛇肉 500 克,大枣 10 枚,陈皮 2 克,食盐适量。

【制　法】　将山药用清水洗净,切片备用;大枣、陈皮、蛇肉分别洗净,大枣去核,蛇肉切段备用。汤锅上火,加清水适量,用大火煮开,下入蛇肉、山药、大枣和陈皮,改用中火继续炖约 1 小时,调入食盐即成。

【用　法】　当菜佐餐,随意食用。

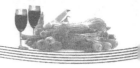

【功 用】 补益脾肾,祛风除湿,除痹止痛。适用于高尿酸血症、肝肾两虚型痛风。

【按 语】 山药可补肾健脾、抗衰防老;大枣健脾补中、益气养血。以上两味含嘌呤较少。蛇肉祛风湿、蠲痹痛,与山药、大枣、陈皮配伍后,不仅口感较好,且对肝肾两虚引起的痛风有一定疗效。

（二）痛风性关节炎的调养食方

痛风性关节炎是众多类型关节炎中的一种。痛风性关节炎主要是由于血尿酸增高后,尿酸盐在关节组织沉积,刺激关节并引发一系列的炎性反应而造成的,所以有人又称其为尿酸性关节炎。痛风性关节炎在发作时,有明显的炎症反应,如红、肿、热、痛及活动障碍,这种表现与风湿性关节炎、细菌感染引起的关节炎相似,但性质完全不同。急性痛风性关节炎以发作性的关节红、肿、热、痛及活动障碍为突出表现,经过几日后可逐渐消退,关节功能亦恢复正常,不遗留关节损害。慢性痛风性关节炎是指在急性关节炎反复发作的基础上,导致关节结构及其软组织的破坏,关节出现不同程度的畸形和活动受限,有的出现痛风石。慢性痛风性关节炎一旦形成后,往往是不可恢复的,而且在慢性的基础上仍可有反复的急性发作,使关节损害更加明显。为了防止急性痛风性关节炎转为慢性型,必须采取有效的治疗措施控制急性发作症状,并将急性痛风性关节炎的发作次数控制到最低限度,并彻底纠正高尿酸血症。

 山慈姑蜜饮

【组 成】 山慈姑 5 克,蜂蜜 10 克。

【制 法】 将山慈姑切成薄片,入锅加水,浓煎成 150 毫升,去渣后兑入蜂蜜,调匀即成。

【用 法】 每日 2 次,每次 75 毫升。

【功 用】 清热解毒,消肿止痛。适用于湿热痹阻型老年痛风病急性发作期,对急性痛风性关节炎尤为适宜。

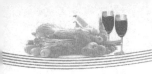
【按　语】　山慈姑为兰科多年生草本植物独蒜兰或杜鹃兰的假球茎,各地中药房均有饮片出售。现代实验研究证实,山慈姑含有较多的秋水仙碱、黏液质、葡萄糖、甘露聚糖等。秋水仙碱及其衍生物秋水仙酰胺是目前治疗急性痛风性关节炎的特效药,所以本药膳方在某种程度上可替代西药秋水仙碱用于治疗急性痛风发作期,对突然发作的关节剧痛,红肿灼热,屈伸不利,活动受限和舌质红,苔黄腻,脉弦数,中医辨证湿热型的急性痛风患者有显效。

 ## 苹果皮粥

【组　成】　新鲜苹果皮 50 克,粳米 50 克,白糖适量。

【制　法】　将炒锅上火烧热,放入粳米炒黄,盛出;砂锅上火,加入清水洗净的苹果皮、炒黄的粳米和适量水,先用大火煮开,转用小火熬 30 分钟即成。

【用　法】　佐餐食用。

【功　用】　健脾润肺。适用于痛风性关节炎。

 ## 苹果乳蛋蜜汁

【组　成】　苹果 2 个,牛奶 100 克,胡萝卜 1 根,蜂蜜 30 克,鸡蛋黄 1 个。

【制　法】　将苹果、胡萝卜洗净,苹果去核并切成小块,胡萝卜切成小片,与鸡蛋黄、牛奶一同放入果汁机中搅成果蔬汁,如果太浓可加凉开水适量调稀;蜂蜜放入杯中,倒入一些果蔬汁搅匀,再倒入全部果蔬汁,搅匀即成。

【用　法】　佐餐食用。

【功　用】　养血补血,健脑安神,壮骨强体。适用于痛风性关节炎。

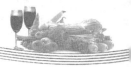

 樱 桃 羹

【组　成】　樱桃 20 克,马铃薯粉 25 克,白糖 20 克。

【制　法】　将樱桃洗净,剔去果核,放入盆内,撒上白糖,腌渍 30 分钟(期间连续搅拌几次,以增加果汁)后,再将果汁倒入另一碗内;将果核捣碎,放入锅内,加温水煮沸,滤去渣子,冲入装有樱桃的盆内,再倒回锅内煮沸,然后加入用凉开水调制的马铃薯粉,再次煮沸后离火,兑入果汁,搅匀即成。

【用　法】　佐餐食用。

【功　用】　补脾健胃,益气养血。适用于痛风性关节炎。

 什锦锅蒸

【组　成】　蜜樱桃 100 克,米粉 100 克,面粉 75 克,白糖 50 克,植物油 50 克,蜜瓜片、莲子、栗子、扁豆、大枣、橘红、核桃仁各适量。

【制　法】　将莲子、栗子去皮去心;扁豆去皮,洗净,莲子、栗子一起放入碗内上笼蒸熟;大枣去核;蜜瓜片、橘红、核桃仁均切成碎粒。炒锅上火,放油烧热,再放入面粉、米粉,炒至呈浅黄色时,再加入开水、白糖、果粒、植物油、扁豆、莲米、栗子,炒成沙粒状,然后将锅离火,倒入盘内,摆上蜜樱桃即成。

【用　法】　佐餐食用。

【功　用】　健脾养胃,补益气血。适用于痛风性关节炎。

 百 合 粥

【组　成】　百合 100 克,粳米 100 克。

【制　法】　将百合洗净,与淘净的粳米同入锅中,加水适量,先用大火煮沸,再改以小火煨煮成稠粥。

【用　法】　上下午分服。

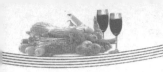
【功　用】　养心润肺,清热止痛。适用于湿热痹阻型老年痛风病急性发作期轻症患者,对痛风性关节炎缓解期患者也适用。

【按　语】　百合为补阴佳品,药食兼用。现代实验研究发现,百合含有一定量的秋水仙碱,所以痛风患者用百合煨粥、做菜,有一定的辅助治疗作用。

秋水仙茶

【组　成】　秋水仙鳞茎5克,绿茶2克。

【制　法】　将秋水仙鳞茎剥成片状,按量与绿茶同放入有盖杯中,用沸水冲泡,加盖闷10分钟即可。

【用　法】　代茶频饮,一般可冲泡3~5次,当日服完。

【功　用】　清热解毒,止痛利湿。适用于湿热痹阻型老年痛风病急性发作期,对急性痛风性关节炎尤为适宜。

【按　语】　秋水仙不仅可供观赏,其鳞茎及种子有良好的药用食疗价值,它含有较多的秋水仙碱,所以可以替代西药秋水仙碱治疗痛风发作期患者。经临床观察,鲜品的作用优于干品,如采用干燥的秋水仙鳞茎泡服,每天不超过3克。

土茯苓粥

【组　成】　土茯苓30克,粳米100克。

【制　法】　将土茯苓洗净,晒干,研成细粉备用。粳米淘净后,入锅加水煮成稠粥,粥将成时加入土茯苓粉,搅匀后再煮沸即成。

【用　法】　上下午分服。

【功　用】　清热解毒,除湿通络。适用于湿热痹阻型老年痛风急性发作期,对急性痛风性关节炎尤为适宜。也适用于痛风发作间歇期和慢性期的老年患者。

【按　语】　土茯苓不仅可作药用,而且民间不少地方也作食用。现代实验研究证明,土茯苓可增加血尿酸的排泄。对于痛风发作间歇期和

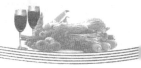

慢性期的治疗,主要是从排泄尿酸,控制高尿酸血症入手,所以土茯苓粥在一定程度上可替代某些排尿酸的西药。本药膳方对老年痛风急性发作期、发作间歇期、慢性期均有显效。

(三)痛风合并高血压病的调养食方

痛风患者可由于痛风性肾病及肾结石所造成的肾脏损害而发生肾性高血压。这种情况主要见于痛风性肾病的中晚期。但为数不少的无痛风性肾脏病变的痛风患者也可伴发高血压病,其发生率可高达50%以上。有的是先有高血压,后患痛风;有的是先患痛风,后发生高血压。总之,是痛风与高血压二者并存。这种并存的情况主要见于肥胖、高血脂及年龄较大的痛风患者。由于遗传因素对高血压的发生起着重要作用,故可以把痛风与高血压看成是遗传缺陷上的两种不同表现。当然,后天的因素如饮食习惯、营养过剩及不爱活动等,对高血压及痛风的发生都有促进作用。痛风患者高血压的发生率较一般人为高。无痛风性肾病者,多属原发性高血压,可在罹患痛风之前存在,也可在痛风之后发生。并发痛风性肾病者,也可引起高血压,而高血压会加重肾病,如此相互影响,造成恶性循环。所以,痛风患者一旦发现有高血压,就应及时治疗,积极控制血压在正常范围内。鱼肉类食品应选用低嘌呤的黄花鱼、草鱼、鲑鱼、鲢鱼、鲫鱼、青鱼、甲鱼、白虾、海参等。同时多选用具有降压作用的食物,如海带、牡蛎、香蕉。

 白菊花茶

【组　成】　白菊花15克。

【制　法】　将白菊花揉碎,放入茶杯中,加入沸水冲泡,加盖闷10分钟即可饮用。

【用　法】　代茶饮,可冲泡3~5次,每日1剂。

【功　用】　疏风清热,平肝明目。适用于痛风合并高血压病。

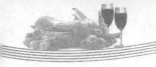

 莲子核桃饮

【组　成】　莲子 100 克,核桃仁、山楂各 50 克,甜杏仁 15 克,冰糖 10 克。

【制　法】　核桃仁、甜杏仁用沸水浸泡,去皮;山楂切片;冰糖打成屑。莲子、核桃仁、山楂片、杏仁、冰糖屑一同入锅,加水适量,中火煮沸,用小火炖煮 20 分钟即成。

【用　法】　每日 1 次,当早餐食用。

【功　用】　补气血,降血压,护心脑。适用于痛风合并高血压病。

 三　花　饮

【组　成】　槐花 10 克,菊花 5 克,茉莉花 1 克。

【制　法】　将槐花、菊花、茉莉花一同放入茶杯中,加入沸水冲泡,加盖闷 10 分钟即成。

【用　法】　代茶饮,一般冲泡 3～5 次,每日 1 剂。

【功　用】　平肝降压,软化血管。适用于痛风合并高血压病。

胡萝卜海蜇粥

【组　成】　海蜇皮 70 克,胡萝卜 120 克,粳米 90 克,食盐、味精、香油各适量。

【制　法】　将胡萝卜削去外皮,放入清水洗净,用刀切成薄片;把海蜇皮用温水浸软,过凉水漂净,切成细条备用;将粳米中的杂质拣出,放入清水中洗净。把全部用料一齐放入锅内,加清水适量,用小火煮成稀粥,调入香油、食盐、味精拌匀即成。

【用　法】　早晚餐食用。

【功　用】　清热润燥,化痰软坚。适用于痛风合并高血压病。

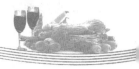

莲肉粥

【组　成】　莲子粉 15 克,红糖 10 克,糯米 50 克。

【制　法】　将莲子粉、红糖与淘洗干净的粳米一同入锅,加水 500 毫升,用大火煮开后转用小火熬煮至黏稠。

【用　法】　每日早晚空腹温服,四季可食。

【功　用】　补脾止泻,益肾固精,养心安神。适用于痛风合并高血压病。

葡萄粥

【组　成】　鲜葡萄 30 克,粳米 50 克。

【制　法】　粳米淘洗干净,加水煮粥,粥半熟不稠时,把洗净的葡萄加入,粥熟即成。

【用　法】　早晚餐食用。

【功　用】　补益气血,强筋壮骨,除烦消渴,利尿消肿。适用于痛风合并高血压病。

仙人掌猕猴桃玉米粥

【组　成】　鲜玉米 100 克,猕猴桃 50 克,仙人掌 50 克,冰糖适量。

【制　法】　将鲜玉米用搅磨机绞成糊;将猕猴桃、仙人掌去皮,洗净,共绞成糊。锅中放适量水,先放适量冰糖搅溶化,然后将玉米糊放入沸水锅中用小火熬成玉米粥,再将猕猴桃、仙人掌糊放入搅匀煮沸即成。

【用　法】　早晚餐食用。

【功　用】　健脾消食,降脂降压。适用于痛风合并高血压病。

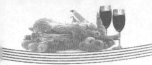

玉米须粥

【组　成】　玉米须 50 克(鲜品 100 克),粳米 100 克,蜂蜜 30 克。

【制　法】　将玉米须洗净,切碎,剁成细末,放入碗中备用。将粳米淘洗净,放入砂锅,加水适量,煨煮成稠粥,粥将成时调入玉米须细末,小火继续煮沸,离火稍凉后拌入蜂蜜即成。

【用　法】　每日早晚分食。

【功　用】　清热利尿,平肝降压。适用于痛风合并高血压病。

东 坡 羹

【组　成】　新鲜荠菜 200 克,米粉 50 克,淀粉 20 克,蜂蜜 20 克。

【制　法】　将鲜荠菜除去根须、杂物后洗净,入沸水锅汆 1～2 分钟,取出沥水,切碎成细末,拌入少许植物油及生姜末,调和均匀,置碗中备用。锅置火上,加水用大火煮沸,缓缓调入米粉和淀粉,煨至黏稠时,加入荠菜细末,边搅动边拌和,羹将成时停火,兑入蜂蜜,和匀即成。煨羹中也可加酸梅 10 枚。

【用　法】　每日早晚分食。

【功　用】　补肝肾,益心脾,调中开胃,利水降压。适用于痛风合并高血压病。

拌海蜇

【组　成】　鲜海蜇 250 克,芫荽、韭菜、青椒、食盐、酱油、醋、芝麻酱、蒜泥各少许。

【制　法】　将鲜海蜇用清水洗净,切成丝,再用凉开水投一次,捞出沥水放盘内;将芫荽、韭菜、青椒分别去杂,洗净,切末;芝麻酱加盐水调成稀糊。将醋、麻酱、蒜泥、酱油放在海蜇上,再撒上青椒、韭菜、芫荽末于上面,吃时拌匀。

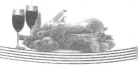

【用　法】　佐餐食用。脾胃虚寒者少食用。

【功　用】　清热解毒,化痰软坚,降压。适用于痛风合并高血压病。

蛋皮芹卷

【组　成】　嫩芹菜200克,鸡蛋4个,植物油300克(实耗约25克),水发香菇、茭白、蘑菇、水发海米、食盐、味精、黄酒、生姜末、胡椒粉、湿淀粉、辣酱油、醋、香油各适量。

【制　法】　将嫩芹菜择去根、叶,洗净,放入沸水中烫至断生捞出,用凉水过凉,控水后切成末;水发香菇、茭白、蘑菇、水发海米均切成末;取一大碗,放入切碎的原料,加入黄酒、食盐、味精、胡椒粉、生姜末、湿淀粉调匀成馅;鸡蛋打入碗中,用筷子搅散。炒锅上中火,放油少许,转动炒锅,使油均匀地布满锅底,倒入鸡蛋液,摊成20厘米直径的蛋皮,共摊4张,取出平放在案板上,然后将馅心卷入蛋皮内,制成蛋卷;炒锅上火,放油烧至六成热,下入蛋卷,炸至外壳起脆呈金黄色时,捞出控油,切成菱形块,整齐地摆放在盘内。上桌时配辣酱油、醋各1碟。

【用　法】　佐餐食用。

【功　用】　清心安神,补益气血。适用于痛风合并高血压病。

菊花蒸茄子

【组　成】　菊花10克,紫茄子2个,香油、食盐、味精各适量。

【制　法】　将菊花洗净,放入锅中,加水适量煎煮至沸,去渣后取菊花汤汁,与紫茄子一起放入碗中隔水蒸熟,放入香油、食盐、味精拌匀即成。

【用　法】　佐餐食用。

【功　用】　清热凉血,降压抗癌。适用于痛风合并高血压病。

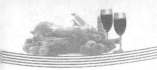
 ## 西湖莼菜汤

【组　成】　瓶装西湖莼菜1瓶,熟笋、番茄、水发香菇各50克,姜末、鲜汤、植物油、味精、黄酒、香油各适量。

【制　法】　莼菜沥去卤汁,倒入碗中用沸水烫过后,沥干水分;水发香菇、熟笋切成丝;番茄洗净,切成片。炒锅放植物油,烧至五成热,放入姜末煸炒至姜香,加入鲜汤、香菇丝,煮沸后放入笋丝、莼菜、番茄,加入味精、黄酒,煮至入味,淋上香油,装入大汤碗。

【用　法】　佐餐食用。

【功　用】　解毒降脂,降压抗癌。适用于痛风合并高血压病。

 ## 玉米粉橘皮发糕

【组　成】　玉米粉50克,面粉150克,橘皮粉20克,面肥适量。

【制　法】　将面肥加温水搅匀,倒入玉米粉、橘皮粉及面粉揉匀,静放1小时,发好后加苏打水,和成稀软面团,倒在屉布上,拍平,大火蒸熟即成。

【用　法】　当主食食用。

【功　用】　减肥降压,降脂化痰。适用于痛风合并高血压病。

(四)痛风合并冠心病的调养食方

与相同年龄的非痛风者相比较,痛风患者合并冠心病的发生率约为非痛风者2倍。例如,湖北医学院调查了105例60岁左右的高尿酸血症患者和207例血尿酸正常者,发现前者冠心病的发生率为27.61％,后者则为14％。痛风患者易合并冠心病的原因如下:尿酸盐可直接沉积于动脉血管壁,损伤动脉内膜,刺激血管内皮细胞增生,诱发血脂在动脉管壁沉积而引起动脉粥样硬化。所以,高尿酸血症应被视为易致动脉硬化及冠心病的危险因素之一。其他一些并存的因素如肥胖、高血脂、高血压、

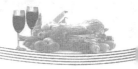

饮酒及不喜活动等,在痛风患者中十分常见,这些并存情况都是易致动脉硬化及冠心病的危险因素。

 复方山楂饮

【组　成】　山楂片 60 克,大枣 15 枚,红糖 20 克。

【制　法】　将山楂片与大枣洗净,同入锅中,加水适量,煎煮 2 次,每次 30 分钟,取汁,合并后调入红糖,拌匀即成。

【用　法】　每日早晚分饮。

【功　用】　行气消积,活血祛瘀。适用于痛风合并冠心病。

 甘菊饮

【组　成】　菊花 6 克,甘草 3 克,白糖 30 克。

【制　法】　把菊花洗净,去杂质;甘草洗净,切薄片。把菊花、甘草放入锅内,加水 300 毫升,置中火煮沸,再用小火煮 15 分钟,过滤,除去药渣,留汁,在药汁内加入白糖拌匀即成。

【用　法】　代茶饮用。

【功　用】　滋补心肝,理气明目。适用于痛风合并冠心病。

 花生玉米面茶

【组　成】　玉米面 250 克,芝麻酱 100 克,花生仁 50 克,芝麻、核桃仁各 20 克,瓜子仁、食盐、香油各适量。

【制　法】　锅内倒入清水煮开,玉米面用凉水调成糊后倒入开水中,一边倒一边用勺子搅动,煮开后用小火煮一会儿;芝麻炒熟,擀面;核桃仁、花生仁分别炒熟,擀碎;瓜子仁炒熟,加入适量食盐拌匀;芝麻酱用香油调成糊,以能浮在粥面为准。将玉米面粥盛入碗内,浇上芝麻酱,撒上炒四仁即成。

【用　法】　早餐食用。

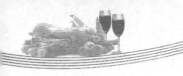

【功　用】　调和胃肠,通便润肠。适用于痛风合并冠心病。

蕉梗莲枣饮

【组　成】　香蕉梗40克(干品25克),莲子15克,大枣15克。

【制　法】　将大枣、莲子去杂,用凉水泡发,4小时后与洗净的香蕉梗同入砂锅,加水适量,浓煎2次,每次45分钟,合并2次滤液,小火浓缩至300毫升。

【用　法】　每日2次,每次饮150毫升。

【功　用】　补心血,安心神,降血压。适用于痛风合并冠心病。

金橘萝卜蜜饮

【组　成】　金橘5个,萝卜500克,蜂蜜适量。

【制　法】　将金橘洗净,去子,捣烂;萝卜洗净,切丝,榨汁。将金橘泥、萝卜汁混匀,放入蜂蜜调匀即成。食用时,用开水调匀。

【用　法】　上下午分服。

【功　用】　化痰行气。适用于痛风合并冠心病。

菊花山楂茶

【组　成】　菊花10克,山楂10克,茶叶10克。

【制　法】　将菊花、山楂、茶叶放入茶杯中,用沸水冲泡,开盖稍闷即成。

【用　法】　代茶饮,每日1剂。

【功　用】　清热,降压降脂,消食健胃。适用于痛风合并冠心病。

山楂茶

【组　成】　山楂30克。

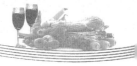

【制　法】　将山楂洗净,切片后放入锅中,加水适量,煮沸5分钟,取汁即成。

【用　法】　代茶频饮。

【功　用】　消食化积,降脂减肥。适用于痛风合并冠心病。

山楂陈皮消脂饮

【组　成】　鲜山楂30克,陈皮15克,红糖20克。

【制　法】　将鲜山楂去杂,洗净,切碎,与洗净、切碎的陈皮同放入纱布袋中,扎口,放入砂锅,加足量清水,中火煎煮40分钟,取出药袋,调入红糖,拌匀即成。

【用　法】　每日早晚分饮。

【功　用】　燥湿化痰,行气散瘀,降脂降压。适用于痛风合并冠心病。

香蕉芹菜饮

【组　成】　香蕉250克,芹菜500克,蜂蜜适量。

【制　法】　将香蕉去皮,切块,捣泥;芹菜洗净,切碎后捣烂,取汁,与香蕉泥一同倒入容器中,加凉开水搅拌,再放蜂蜜,拌匀即成。

【用　法】　每日早晚分饮。

【功　用】　降压解毒,润肠通便。适用于痛风合并冠心病。

拔　粥

【组　成】　薤白15克(鲜品60克),葱白2茎,面粉150克。

【制　法】　将薤白、葱白洗净,切碎,与面粉用凉水和匀后,调入沸水锅中煮熟即成。

【用　法】　每日服1剂,分数次食用。

【功　用】　宽胸止痛,行气止痢。适用于痛风合并冠心病。

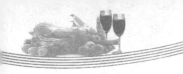

【按　语】　发热患者不宜服用。

 ## 大麦糯米粥

【组　成】　大麦仁 270 克,糯米、红糖各 30 克。

【制　法】　将大麦仁淘洗干净,用水泡 2 小时备用。将锅置火上,加入水,下入大麦仁,用大火熬煮,待大麦仁开花,放入糯米,锅开一会儿,转小火熬煮至米烂粥稠,分盛碗内,撒上红糖即成。

【用　法】　每日早晚分食。

【功　用】　健脾益气,和胃宽肠,润肺生津。适用于痛风合并冠心病。

 ## 黑木耳水果粥

【组　成】　粳米、小米各 50 克,黑木耳 20 克,苹果 1 个,香蕉 2 个,白糖适量。

【制　法】　黑木耳泡发,择洗干净,切小块;将苹果洗净,削去皮,挖掉核,切成小方块;香蕉剥去皮,切成小段。粳米、小米洗净,放入锅内,加适量水,置于大火上煮沸,改用中火熬成粥;黑木耳块、苹果块、香蕉段、白糖放入熬好的粥中搅拌均匀,煮至沸,即可将锅离火。

【用　法】　当早餐或晚餐食用。

【功　用】　活血通脉。适用于痛风合并冠心病。

 ## 麦枣糯米粥

【组　成】　小麦 100 克,大枣 15 枚,糯米 50 克。

【制　法】　将小麦、大枣、糯米分别洗净,一同入锅,加水适量,先用大火煮开,再转用小火煮成稀粥。

【用　法】　每日早晚分食。

【功　用】　养心安神,除烦止渴。适用于痛风合并冠心病。

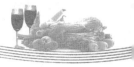

玉米山楂大枣粥

【组　成】　玉米 50 克,山楂片 10 克,大枣 15 枚,粟米 100 克,红糖 20 克。

【制　法】　将玉米去杂,洗净,用凉开水泡发,研成玉米浆备用。将粟米淘洗干净,放入砂锅,加水适量浸泡 30 分钟,与洗干净的大枣一起用中火煮沸,调入玉米浆,拌和均匀,改用小火煨煮 1 小时,待粟米酥烂,粥黏稠时,调入捣烂的山楂片,继续用小火煨煮至沸,拌入红糖即成。

【用　法】　每日早晚分食。

【功　用】　调中开胃,补虚降脂。适用于痛风合并冠心病。

麦麸薏苡仁莲枣羹

【组　成】　麦麸、薏苡仁各 50 克,莲子 20 克,大枣 15 枚。

【制　法】　将麦麸放入炒锅内,微火反复炒香,研成细末;将薏苡仁、莲子、大枣用凉开水浸泡片刻,大枣去核后,3 味同入锅,加水适量,先用大火煮沸,改小火煮至莲子熟烂,薏苡仁、大枣呈羹糊状,调入麦麸末,搅拌均匀即成。

【用　法】　每日早晚分食。

【功　用】　健脾利湿,养心益血,补虚抗癌。适用于痛风合并冠心病。

丝瓜黑木耳鸡蛋汤

【组　成】　丝瓜 150 克,鸡蛋 1 个,黑木耳 20 克,食盐、味精、香油、植物油、葱、姜、蒜各适量。

【制　法】　将鸡蛋液磕入碗内,打散;丝瓜洗净,刮去表皮,切丝;黑木耳泡发,洗净,切块;葱、姜、蒜分别去皮,洗净,切成末。炒锅置火上放植物油,烧至六七成热时,放入葱末、姜、蒜末,出味后放丝瓜煸炒,加入黑木耳和适量清水,煮沸后徐徐倒入蛋液,加食盐、味精煮开,淋上香油即成。

【用　法】　每日1次。

【功　用】　壮体防病,养心护脑。适用于痛风合并冠心病。

 炒黑白菜

【组　成】　大白菜250克,水发黑木耳100克,花椒粉、葱花、味精、食盐、酱油、湿淀粉、植物油各适量。

【制　法】　把泡发好的黑木耳择洗干净,选白菜的中帮或菜心,片成小片。炒锅置火上,放入植物油,烧热,下花椒粉、葱花炝锅,随即下入白菜片煸炒,炒至白菜片油润明亮时,放入黑木耳,加酱油、食盐、味精,炒拌均匀,用湿淀粉勾芡,即可出锅。

【用　法】　佐餐食用。

【功　用】　清热解毒,降压通便。适用于痛风合并冠心病。

 二冬油菜

【组　成】　油菜300克,水发香菇50克,冬笋50克,植物油、黄酒、味精、酱油、白糖、葱、姜、湿淀粉、香油、黄豆芽汤各适量。

【制　法】　将油菜洗净,切成3厘米长段;香菇洗净,择去根蒂,除去杂质,一切两半;冬笋去皮,洗净,切成薄片。锅置火上,放植物油烧至六成热,下入香菇、冬笋炸一下,待浮起后捞出;油菜倒入沸水锅中焯透捞出;姜、葱切成末;锅中留底油,下葱、姜末炸锅,随即加入黄酒、酱油、白糖、香菇、冬笋、油菜煸炒,再加入味精、黄豆芽汤,用湿淀粉勾芡,淋入香油即可。

【用　法】　佐餐食用。

【功　用】　降压降糖,宽肠通便。适用于痛风合并冠心病。

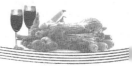

 黑木耳炒卷心菜

【组　成】　卷心菜 250 克,水发黑木耳 75 克,植物油、香油、食盐、酱油、白糖、米醋、湿淀粉各适量。

【制　法】　将卷心菜去老叶,洗净,撕成大片,沥干水分;黑木耳洗净,控净水。炒锅上火,放油烧热,下黑木耳、卷心菜煸炒,加入酱油、食盐、白糖调味,入味后用湿淀粉勾芡,加入米醋,淋上香油即成。

【用　法】　佐餐食用。

【功　用】　开胃健脾,活血化瘀,散结消积。适用于痛风合并冠心病。

 蘑菇白菜

【组　成】　白菜 250 克,酱油 10 克,植物油 10 克,蘑菇 3 克,白糖 5 克,食盐 2 克,味精 1 克。

【制　法】　将白菜洗净,切成段。炒锅上火,放油烧热,下白菜炒至七成熟,再放入蘑菇、酱油、白糖、食盐、味精,加适量水或肉汤煮熟即成。

【用　法】　佐餐食用。

【功　用】　解热除烦,通利肠胃。适用于痛风合并冠心病。

 山楂荸荠

【组　成】　山楂糕 250 克,鲜荸荠 400 克,白糖 30 克。

【制　法】　将荸荠去皮,洗净,切成大小相似的椭圆形,从当中挖一小圆洞,然后加白糖拌匀,腌渍 5 分钟;将山楂糕切成丁,塞入荸荠洞内,将白糖熬成汁浇在上面即成。

【用　法】　佐餐食用。

【功　用】　健脾消食,止咳化痰,降脂降压。适用于痛风合并冠心病。

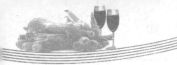

鲜蘑冬瓜

【组　成】　鲜蘑菇150克,冬瓜350克,清汤、葱花、生姜末、食盐、味精、五香粉、湿淀粉、香油各适量。

【制　法】　将冬瓜洗净,去皮、瓤、子,切成0.5厘米厚的冬瓜片备用;将鲜蘑菇去杂,洗净,连柄切成厚片待用。炒锅置火上,加入清汤(或鸡汤)适量,中火煮沸,放入蘑菇片、冬瓜片,加葱花、生姜末,改用小火煨煮至冬瓜熟透酥烂,加食盐、味精、五香粉,用湿淀粉勾薄芡,淋入香油即成。

【用　法】　佐餐食用。

【功　用】　清热解毒,化痰降脂,降浊减肥。适用于痛风合并冠心病。

(五)痛风合并糖尿病的调养食方

据统计,痛风患者发生糖尿病的概率比一般正常人高2～3倍。有人统计105例高尿酸血症患者中,合并糖尿病者17人,占18.09%,而同年龄组的207例无痛风者中仅有20人患糖尿病,占9.66%。前者糖尿病的发生率约为后者的2倍。痛风和糖尿病同属新陈代谢性疾病,其发生均与体内糖、脂肪、蛋白质等的代谢紊乱有关。痛风患者易患糖尿病的原因还与遗传缺陷、肥胖、营养过剩及不喜欢活动等有直接的关系。此外,有人认为,血尿酸升高可能会直接损害胰岛B细胞,影响胰岛素分泌而引发糖尿病。痛风合并糖尿病的患者应注意糖类含量高的马铃薯、芋头、洋葱、蒜薹、胡萝卜、鲜荷兰豆等,当食用这类食物时要减少主食量。应严格限制精糖,如葡萄糖、红糖、白糖、糖果、糕点、蜜饯、冰淇淋、甜饮料等的摄入。粗粮、干豆类、硬果、蔬菜类等富含膳食纤维,可适当摄取。蛋白质的摄取应选不含嘌呤的优质蛋白,以牛奶、豆奶、豆腐、鸡蛋清为好。脂肪摄取应尽量减少动物性脂肪的摄入,以植物性脂肪为主。全日胆固醇摄入量应小于300毫克。全日摄盐量以5～8克为宜,不超过8

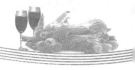

克。选用低糖水果,如杏、梨、草莓、西瓜等。不吃高糖水果,如葡萄、水蜜桃、蜜橘、荔枝、橙、鲜枣、菠萝、鲜龙眼等。选含铬的蔬菜,如蘑菇、叶茎类蔬菜等。

胡萝卜枸杞子茶

【组　成】　新鲜胡萝卜150克,枸杞子30克。

【制　法】　将新鲜胡萝卜用清水反复洗净外表皮,放入沸水中焯一下,捞出,切碎,放入绞汁机中,加适量凉开水绞榨取汁,用洁净纱布过滤,盛入杯中备用。将枸杞子去杂,洗净后放入砂锅,加足量水,大火煮沸后,改用小火煨煮30分钟,调入胡萝卜汁液,再煮至沸即成。

【用　法】　每日早晚分饮。

【功　用】　补肾明目,润燥降糖。适用于痛风合并糖尿病。

苦菊饮

【组　成】　鲜芹菜250克,鲜苦瓜、菊花10克。

【制　法】　上3味加水煎约20分钟。

【用　法】　每日1剂,代茶频饮。

【功　用】　清热降糖,降压消脂。适用于痛风合并糖尿病。

芹菜苹果饮

【组　成】　新鲜芹菜(连根)500克,苹果300克。

【制　法】　将芹菜洗净,切段;苹果洗净外皮,切成小块,与芹菜段同入捣汁机内,加凉开水200毫升快速绞榨,过滤取汁。

【用　法】　当饮料上下午分饮。

【功　用】　平肝降压,软化血管。适用于痛风合并糖尿病。

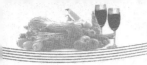

荸荠粥

【组　成】　荸荠50克,粳米50克。

【制　法】　将荸荠削去外层紫褐色表皮,切片后与淘洗干净的粳米一同入锅,加水500毫升,先用大火煮开,再转用小火熬煮成稀粥。

【用　法】　每日服2次,温热食用。

【功　用】　清热,化痰,消积。适用于痛风合并糖尿病。

枸杞子粥

【组　成】　金樱子30克,粳米50克,食盐2克。

【制　法】　先煮金樱子约30分钟,去药渣,留取药汁;以药汁煮粳米为粥,临熟时加食盐即可。

【用　法】　每晚临睡前佐餐食之。

【功　用】　固精涩肠,缩尿止泻,健脾益气。适用于痛风合并糖尿病。

萝卜粥

【组　成】　新鲜萝卜250克,粳米100克。

【制　法】　将新鲜萝卜洗净,切碎,与淘洗干净的粳米一同入锅,加适量水煮粥。

【用　法】　每日早晚温热服用。

【功　用】　止咳化痰,消食利膈,止消渴。适用于痛风合并糖尿病。

燕麦糯米粥

【组　成】　燕麦片100克,糯米50克。

【制　法】　将糯米去杂,洗净,放入锅内,加水适量,煮至糯米熟烂,

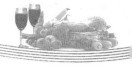

加入燕麦片,搅匀即成。

【用　法】　每日早晚分食。

【功　用】　益肝和脾,宽肠利湿。适用于痛风合并糖尿病。

　　拌苦瓜丝　　

【组　成】　苦瓜 200 克,香油 2 克,食盐、味精各适量。

【制　法】　苦瓜片开,去瓤,切细丝,沸水略焯,捞出沥水,放食盐、味精、香油,拌匀即成。

【用　法】　佐餐食用。

【功　用】　清热降压,降脂减肥。适用于痛风合并糖尿病。

　　萝卜烧蘑菇　　

【组　成】　白萝卜 300 克,鲜蘑菇 250 克,鲜汤 500 毫升,鸡油、黄酒、食盐、味精、白糖、湿淀粉各适量。

【制　法】　将蘑菇洗净,入沸水锅中略焯后捞出,切成厚片;白萝卜去皮后切成粗长条,入沸水锅中焯透捞出,用凉水过凉,沥干水。炒锅上大火,放入鲜汤、黄酒、白萝卜条、蘑菇片,煮沸后加白糖、食盐、味精煮入味,用湿淀粉勾薄芡,淋入熟鸡油炒匀即成。

【用　法】　佐餐食用。

【功　用】　补益肠胃,宽中下气,消食化痰。适用于痛风合并糖尿病。

　　山楂胡萝卜丝　　

【组　成】　鲜山楂 100 克,胡萝卜、粉丝各 50 克,香菜 30 克,食盐、菊糖各 0.5 克,醋、葡萄酒各 3 克,香油 5 克。

【制　法】　先将胡萝卜、粉丝、山楂、香菜洗净备用,再将山楂从中劈成两半,剔出核仁,放进煮锅加水 500 毫升,用小火煮熟,捞出放进搅馅

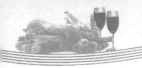

机内,加入菊糖搅成酱泥待用。然后将胡萝卜切细丝,用沸水焯烫捞出过凉开水,沥尽水,放进调菜盆,并将粉丝用沸水汆烫,捞出过凉开水,沥尽水,切长段,也放入调菜盆,加放山楂酱、葡萄酒拌匀稍腌渍待用。另将香菜切4厘米长段,和其他调料一齐放进调菜盆,与腌渍胡萝卜丝等合并,调均匀码在盘中便可食用。

【用　法】　佐餐食用。

【功　用】　降脂降糖。适用于痛风合并糖尿病。

 ## 素炒萝卜

【组　成】　萝卜500克,香油10克,植物油10克,酱油25克,湿淀粉50克,食盐3克,葱花、生姜末、蒜泥各适量。

【制　法】　将萝卜去根、皮,洗净沥干,切成片或丝、粗条;酱油、食盐、湿淀粉、葱花、生姜末、蒜泥和温水兑成调味汁备用。炒锅上大火,放油烧热,下萝卜煸炒至八成熟盛起;锅内再放少许植物油烧热,将兑好的调料汁和萝卜一同放入炒拌,再放入香油10克,翻个身即成。

【用　法】　佐餐食用。

【功　用】　开胃消食,调节血糖。适用于痛风合并糖尿病。

 ## 蒜泥芝麻酱拌黄瓜

【组　成】　紫皮大蒜头50克,青嫩黄瓜250克,芝麻酱10克,食盐、味精、香醋、香油各适量。

【制　法】　将紫皮大蒜瓣开,除去外皮,洗净后放入温开水中浸泡10分钟,切碎,剁成大蒜泥备用;黄瓜用温开水浸泡片刻,反复洗净外表皮,再用沸水烫后去两端,连皮剖开,切片,加少许食盐抓渍片刻,滤去多余的渍液,放入大碗中,加芝麻酱、味精、香醋、香油等作料,调入大蒜泥,拌和均匀即成。

【用　法】　佐餐食用。

【功　用】　清热利湿,解毒降糖。适用于痛风合并糖尿病。

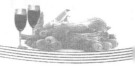

粗粮面包

【组　成】　山药粉、薏苡仁粉各 100 克,玉米面、燕麦面各 150 克,面粉(包括面扑)600 克,酵母粉 10 克,菊糖 1 克,鸡蛋 2 个,乳酸奶 250 克,玉米香型香精 3 克,植物油 10 克。

【制　法】　取汤碗放入乳酸奶,将蛋液加进奶中,用筷子或打蛋器打匀,再加入酵母粉、菊糖、香精和植物油搅成糊液;取和面盆放进面粉(500 克)、山药粉、薏苡仁粉、玉米面和燕麦面拌匀,倒进奶蛋糊和成发酵面坯放约 1 小时发酵,面发酵后用面扑揉搓成 4 个(每个 250 克)椭圆长面包剂,面包表面刷上少许蛋液或植物油待用。将烤箱调至 180℃预热,用湿布隔热取出烤盘,刷上少许油,摆上面包烤 20 分钟取出,切成薄片码在盘中便可食用。

【用　法】　作主食食用。

【功　用】　降血糖,降血压,降血脂。适用于痛风合并糖尿病。

麦麸饼

【组　成】　麦麸 150 克,粗麦粉 50 克,鸡蛋 1 个,植物油、香油、葱花、姜末、食盐、味精各适量。

【制　法】　将鸡蛋磕入碗中,按顺时针方向连续搅打 50 次备用。将麦麸、粗麦粉混合均匀,加清水适量,边搅拌,边调入鸡蛋汁,再加植物油、香油、葱花、姜末、食盐、味精,和匀蒸熟,或下平底油锅中烙成小圆饼。

【用　法】　作主食食用。

【功　用】　滋阴补肾,清热降火,降血糖。适用于痛风合并糖尿病。

燕麦薏苡仁饼

【组　成】　燕麦面 250 克,粗麦粉 100 克,薏苡仁 30 克,植物油、香

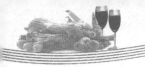

油、葱花、姜末、食盐、味精各适量。

【制　法】　将薏苡仁去杂,洗净,晒干或烘干,共研成粗粉,与燕麦面、粗麦粉充分拌和均匀,放入盆中,加清水适量,调拌成糊状,加适量植物油、香油、葱花、姜末、食盐、味精等,拌和均匀备用。平底煎锅置大火上,加植物油适量,中火烧至六成热时,用小勺将燕麦薏苡仁糊逐个煎成质润松脆的圆饼即成。

【用　法】　当主食食用。

【功　用】　补益肝脾,降脂降糖,护肝减肥。适用于痛风合并糖尿病。

 苹果南瓜糊

【组　成】　南瓜 100 克,苹果 50 克。

【制　法】　将南瓜洗净,去皮,切碎后加水煮软;把苹果去皮去核后切碎,加水煮软,再与南瓜均匀混合即成。

【用　法】　佐餐食用。

【功　用】　生津止渴,降血糖。适用于痛风合并糖尿病。

 番茄苦瓜汁

【组　成】　番茄 150 克,苦瓜 100 克。

【制　法】　把番茄洗净,剁碎;苦瓜去子,切成小的碎块,并用开水焯过。将番茄、苦瓜放入榨汁机内,捣碎出汁,用纱布过滤,注入玻璃杯内。

【用　法】　当饮料饮用。

【功　用】　清热解毒。适用于痛风合并糖尿病。

 芹菜苹果柠檬汁

【组　成】　芹菜 300 克,苹果 250 克,柠檬 100 克,冰块 3 块。

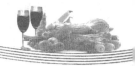

【制　法】　芹菜洗净,切成小段;苹果洗净,去核,切块;柠檬连皮切成片。在玻璃杯内放入冰块,先将连皮的柠檬放入组织捣碎机内,捣碎出汁,再放入芹菜、苹果捣碎成汁,然后用纱布过滤,注入盛有冰块的杯内。若没有组织捣碎机,可将芹菜用开水焯一下,切碎,分别将芹菜、苹果及连皮的柠檬放入两层纱布中,用硬的器物压榨,挤出汁,注入盛有冰块的杯中,搅匀饮用。

【用　法】　当饮料饮用。

【功　用】　降血糖,降血压。适用于痛风合并糖尿病。

(六)痛风合并高脂血症的调养食方

大约50％的痛风患者与高尿酸血症患者同时伴有高脂血症,其中尤以高三酰甘油血症居多,约占痛风患者的75％以上。如果痛风患者有肥胖及高血压,则高脂血症的发生率可高达60％。痛风患者的高脂血症主要以血三酰甘油升高为主,胆固醇升高的发生率低于三酰甘油;也有三酰甘油与胆固醇同时升高者。痛风伴高脂血症的原因,仍考虑与遗传缺陷引起的脂质代谢紊乱有关,与高尿酸血症没有直接的因果关系。因为在高尿酸血症纠正后,血脂并不能随之降至正常,必须另外给予有效的降脂治疗才能使血脂下降。因此,高尿酸血症与高脂血症是遗传缺陷引起的代谢紊乱的两个不同方面的表现。对所有的痛风患者及高尿酸血症患者都应当常规检查血脂,以及时发现高脂血症的存在,早期给予有效降血脂治疗,消除动脉硬化的危险因素。当使用抗痛风药物使血尿酸降至正常后,血脂不一定会随之降到正常。所以,对合并高血脂的痛风患者,宜采取低胆固醇饮食、减轻体重、适当运动等措施。蔬菜类要多选用碱性粗纤维蔬菜、菌藻类。奶类可选牛奶、酸奶等。谷薯类除选用精白米、富强粉、精粉面包、馒头、面条、通心粉、苏打饼干等精细粮食外,应适当选用粗粮,因为粗粮富含纤维素,有助于降血脂。粗粮可选用全麦粉、燕麦、糙米、苦荞麦、玉米面、高粱米等。蛋类中蛋黄的胆固醇含量很高,一天最多一个蛋黄,可多摄取蛋清。鱼类等应选用低嘌呤、低胆固醇的黄花鱼、草鱼、鲑鱼、鲢鱼、鲫鱼、青鱼、甲鱼、白虾、海参等。油类以富

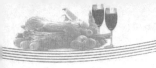

含多不饱和脂肪酸的豆油、鱼油、菜子油等为主。除急性期选用的碱性水果可作为点心外,其他水果可选用大枣、猕猴桃等。

 草菇红茶

【组　成】　草菇 25 克,红茶 5 克。

【制　法】　将草菇洗净,晒干后粉碎,与红茶混匀。每次饮用前将草菇红茶粉放入茶杯中,加沸水冲泡,加盖闷 10 分钟即成。

【用　法】　代茶频饮,可连续冲泡 3～5 次。

【功　用】　益气养胃,降脂减肥。适用于痛风合并高脂血症。

 陈葫芦玉米须茶

【组　成】　陈葫芦 15 克,玉米须 30 克,茶叶 3 克。

【制　法】　将陈葫芦研为碎末,与玉米须、茶叶混合,以沸水冲泡,加盖闷 10 分钟即成。

【用　法】　代茶频饮,可连续冲泡 3～5 次。

【功　用】　利水减肥,祛脂消肿。适用于痛风合并高脂血症。

 陈皮山楂乌龙茶

【组　成】　陈皮 10 克,山楂 20 克,乌龙茶 5 克。

【制　法】　将陈皮、山楂洗净,同入砂锅,加水适量,煎煮 30 分钟,去渣,取汁冲泡乌龙茶,加盖闷 10 分钟后即可。

【用　法】　代茶频饮。

【功　用】　化痰降脂,降压减肥。适用于痛风合并高脂血症。

 荷叶二皮饮

【组　成】　干荷叶 50 克,乌龙茶 5 克,丝瓜皮 6 克,西瓜皮 5 克。

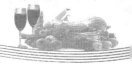

【制　法】　将干荷叶、丝瓜皮、西瓜翠衣、乌龙茶用纱布包好,放清水中浸泡并清洗,备用。砂锅中放水 5 杯,放入纱布包,上火煮至水沸,取汁即成。

【用　法】　代茶频饮。

【功　用】　清热利水,减肥降脂。适用于痛风合并高脂血症。

 ## 荷叶橘皮乌龙茶

【组　成】　干荷叶 30 克,橘皮 5 克,陈葫芦 10 克,乌龙茶 20 克。

【制　法】　将干荷叶、橘皮、陈葫芦共研为细末,混入茶叶中。

【用　法】　每次取 5 克冲泡,代茶频饮,可连续冲泡 3～5 次。

【功　用】　祛脂减肥,理气化痰。适用于痛风合并高脂血症。

 ## 降脂减肥茶

【组　成】　生山楂 10 克,生薏苡仁 10 克,干荷叶 60 克,橘皮 5 克。

【制　法】　将生山楂、生薏苡仁、干荷叶、橘皮放入杯中,加入沸水冲泡,盖上茶杯盖稍闷即成。

【用　法】　每日代茶饮,连服 100 日。

【功　用】　理气行水,降脂化浊。适用于痛风合并高脂血症。

 ## 绞股蓝决明槐花饮

【组　成】　绞股蓝 15 克,决明子 30 克,槐花 10 克。

【制　法】　将绞股蓝、决明子、槐花分别拣杂,绞股蓝切碎,决明子敲碎,与槐花同入砂锅,加水煎煮 30 分钟,过滤,去渣取汁,加入少许蜂蜜,拌匀即成。

【用　法】　早晚 2 次分服。

【功　用】　益气补脾,清肝降浊,化痰降脂。适用于痛风合并高脂血症。

白萝卜粥

【组　成】　白萝卜250克,粳米25克。

【制　法】　将萝卜洗净后切丁;粳米淘洗干净下锅,加水煮沸,下萝卜丁,再用小火煮成稠粥即成。

【用　法】　当主食食用。

【功　用】　理气化痰,降脂减肥。适用于痛风合并高脂血症。

红薯粥

【组　成】　红薯50克,粳米30克。

【制　法】　将红薯蒸熟,去皮,碾成泥,将薯泥调入煮熟的粳米粥中,再煮一沸即成。

【用　法】　当主食食用。

【功　用】　降脂减肥,通利大便。适用于痛风合并高脂血症。

 ## 陈 茶 粥

【组　成】　陈茶叶10克,粳米50克。

【制　法】　先将茶叶煮水,再将淘洗干净的粳米、茶叶水一同放入锅中,加适量清水,用大火煮沸后转用小火熬煮成粥。

【用　法】　早晚餐食用。

【功　用】　理气化痰,降脂减肥。适用于痛风合并高脂血症。

金银花粥

【组　成】　金银花30克,粳米50克,白糖适量。

【制　法】　将粳米洗净,放入锅中,加适量清水,小火煮至将熟时,加入金银花,再煮二三沸,加入白糖即成。

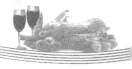

【用　法】　温热食用。

【功　用】　清热解毒,降血脂,降血压,聪耳明目。适用于痛风合并高脂血症。

番茄冬瓜汤

【组　成】　成熟番茄 100 克,冬瓜 50 克。

【制　法】　将番茄去蒂,洗净,连皮切成薄片备用;将冬瓜洗净后,切去薄皮,改刀成 0.5 厘米厚的冬瓜块,与番茄片同入砂锅,加水适量,中火煮汤饮用。

【用　法】　当饮料,随意服食。

【功　用】　消火解毒,利尿降压。适用于痛风合并高脂血症。

莲藕核桃汤

【组　成】　莲藕 200 克,莲子 30 克,核桃仁 20 克,白糖 25 克。

【制　法】　将莲藕洗净,切片;核桃仁洗净,浸泡后剥去外衣,切碎。莲子泡软,与莲藕、核桃仁一同放入锅内,加水适量同煮,加入白糖即成。

【用　法】　适量食用。

【功　用】　降脂降压,养心护脑。适用于痛风合并高脂血症。

荠菜马齿苋汤

【组　成】　鲜荠菜 100 克,鲜马齿苋 100 克。

【制　法】　将鲜荠菜、鲜马齿苋分别去杂,洗净后切成小段,同放入砂锅,加水适量,中火煨煮 20 分钟即成。

【用　法】　每日早晚分饮。

【功　用】　清热解毒,散瘀降脂。适用于痛风合并高脂血症。

山楂莲子汤

【组　成】　莲子 100 克,山楂 50 克,白糖适量。

【制　法】　莲子泡发;山楂洗净,切片。莲子、山楂入锅内,加入适量清水,大火煮沸,改小火煮 50 分钟,加入白糖搅匀。

【用　法】　代茶频饮。

【功　用】　健脾消食用,平肝潜阳。适用于痛风合并高脂血症。

 玉米赤豆薏苡仁羹

【组　成】　玉米 50 克,赤小豆 30 克,薏苡仁 50 克,食盐 1 克。

【制　法】　将玉米洗净,用凉开水泡发 30 分钟,研成玉米糊,与洗净的赤小豆、薏苡仁同入锅中,加水适量,先用大火煮沸,再改以小火煨煮至赤小豆、薏苡仁呈酥烂状,调入食盐,再煮一沸即成。

【用　法】　当点心食用。

【功　用】　健脾祛湿,降脂减肥。适用于痛风合并高脂血症。

 百合炒芹菜

【组　成】　芹菜 500 克,鲜百合 200 克,干红辣椒半个,食盐、味精、白糖、黄酒、植物油、葱花、生姜末各适量。

【制　法】　将芹菜摘去根和老叶,洗净,放入开水锅中烫透捞出,沥净水;大棵根部(连同部分茎)竖刀切成 2～3 瓣,再横刀切成约 3 厘米长的段;百合去杂质后洗净,剥成片状;干红辣椒去蒂、子,洗净,切成细丝备用。炒锅上火,放油烧热,下葱花、生姜末、干红辣椒丝炝锅,随即倒入百合瓣、芹菜段继续煸炒透,烹入黄酒,加入白糖、食盐、味精和清水少许,翻炒几下,出锅装盘即成。

【用　法】　佐餐食用。

【功　用】　滋阴润肺,降压降脂。适用于痛风合并高脂血症。

草菇拌双花

【组　成】　鲜草菇 300 克,西蓝花 200 克,花菜 200 克,生姜片 2 克,素鲜汤 100 毫升,酱油 5 克,白糖 2 克,胡椒粉 1 克,植物油 100 克,香油 5 克,黄酒 5 克,食盐、味精、湿淀粉各适量。

【制　法】　将西蓝花和花菜分别掰成小花朵,用沸水焯至断生捞出;草菇洗净,放水锅中煮透捞出。炒锅中放植物油烧热,烹入黄酒、素鲜汤,放入西蓝花和花菜,用食盐、白糖、味精调味,加湿淀粉勾芡,淋上明油起锅,间隔排放在平盘周边;炒锅上火,放油烧热,下生姜片爆锅,放入草菇煸炒几下,加入黄酒、食盐、酱油、白糖、素鲜汤,煮入味时用湿淀粉勾芡,撒上胡椒粉,淋上香油拌匀,盛装在双花中间即成。

【用　法】　佐餐食用。

【功　用】　抗癌防衰。适用于痛风合并高脂血症。

草菇烧菱角

【组　成】　草菇 250 克,菱角 250 克,番茄 50 克,鲜汤 150 毫升,植物油 20 克,食用碱 10 克,黄酒 15 克,湿淀粉 15 克,食盐 2 克,味精 1 克,香油适量。

【制　法】　将草菇一剖两开;菱角洗净后每个对剖为两片,挖出菱肉,放在锅中,加水 500 毫升和食用碱煮开,边煮边用漏勺不断推擦,使菱衣自然脱落,将菱肉捞起,用凉水漂清,沥净水备用;番茄用开水冲泡后剥皮、去子,浸在凉水里,捞出沥净水后切成似菱角的形状备用。将炒锅上大火,放油烧热,下菱肉、草菇、食盐、生姜末、黄酒颠炒几下,然后加入鲜汤、番茄片、味精,再煮开后,用湿淀粉勾芡,淋上香油,起锅装盘即成。

【用　法】　佐餐食用。

【功　用】　益气健脾。适用于痛风合并高脂血症。

草菇丝瓜

【组　成】　草菇 250 克,丝瓜 500 克,鸡油 50 克,鲜汤 150 毫升,食盐、味精、白糖、湿淀粉各适量。

【制　法】　将草菇去根蒂,洗净,入沸水中焯一下,捞出后用凉水冲凉,切成大块;丝瓜去皮、去瓤,洗净后切成片。炒锅上中火,放鸡油,煮至四成热,加入鲜汤,加草菇、丝瓜片、食盐、白糖、味精适量,烧至汤将要干时,用湿淀粉勾芡,淋上鸡油适量,出锅装盘即成。

【用　法】　佐餐食用。

【功　用】　减肥美容。适用于痛风合并高脂血症。

果味黄瓜

【组　成】　嫩黄瓜 300 克,苹果酱 10 克,橘子汁 30 克,白糖、食盐、香油各适量。

【制　法】　将嫩黄瓜洗净,切成条,加入少许食盐略腌,控去腌出的汁水;碗内加入苹果酱、白糖、橘子汁、香油调匀,加入黄瓜条腌制 10 分钟,整齐地摆放在盘中即成。

【用　法】　佐餐食用。

【功　用】　消暑开胃。适用于痛风合并高脂血症。

口蘑炒玉兰片

【组　成】　水发口蘑 100 克,水发玉兰片 250 克,植物油 50 克,黄酒 10 克,葱花 5 克,生姜丝 5 克,食盐、素鲜汤、白醋、味精、白胡椒粉各适量。

【制　法】　将玉兰片切薄片,口蘑去根,大的片切成两开,分别放在开水中焯一下捞出备用。油锅上火烧热,炸葱姜丝至出香味,再倒入玉兰片、口蘑、食盐、黄酒、味精、胡椒粉,颠翻几下,加入素鲜汤,勾芡出锅

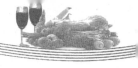

即成。

【用　法】　佐餐食用。

【功　用】　通利肠胃，化痰理气，补肝益肾，强身补虚。适用于痛风合并高脂血症。

魔芋拌黄瓜

【组　成】　去毒魔芋 250 克，黄瓜 250 克。

【制　法】　将黄瓜用清水反复洗净，用沸水冲洗黄瓜表面，剖开后，去瓤、子，切成薄片，放入大碗中，加食盐适量，腌渍片刻，取出，码放在盘或碗中，加酱油、味精、蒜泥、葱花、姜末及香油等调料，拌和备用；将去毒魔芋煮熟，晾凉后切成细丝，放入盘或碗中，拌和即成。

【用　法】　佐餐食用。

【功　用】　降脂减肥，降糖减肥。适用于痛风合并高脂血症。

平菇煮藕

【组　成】　鲜平菇 250 克，鲜藕 250 克，白糖 50 克，青、红辣椒丝各适量。

【制　法】　将平菇去柄，洗净，切成菱形块；藕洗净，去皮，切成与平菇相应的菱形片；将平菇片、藕片分别放入开水锅中焯一下，捞出沥去水。炒锅上火，加入白糖和清水 500 毫升，煮沸后加入平菇片、藕片，煮熟后将平菇片、藕片出锅装盘，锅内的糖汁用小火熬浓，撒入青、红辣椒丝适量，搅匀后浇在平菇片和藕片上即成。

【用　法】　佐餐食用。

【功　用】　清热凉血，散瘀止血。适用于痛风合并高脂血症。

清炖猴头菇

【组　成】　猴头菇 150 克，圆面筋 4 个，香菇 4 枚，冬笋 25 克，胡萝

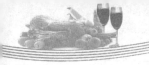

卜 20 克,菜花 50 克,生姜 3 片,素鲜汤 250 毫升,香油、冰糖、味精、黄酒、胡椒粉各适量。

【制　法】　将猴头菇泡发,洗净,切成块;香菇洗净,泡软;冬笋及胡萝卜去皮,切片,再用沸水焯一下;圆面筋切块后与菜花均用沸水焯一下。以上材料除菜花外,均放入炖盅内,加入调料和素鲜汤,上笼蒸 30 分钟后取出,加入菜花,再蒸 10 分钟取出,淋上香油即成。

【用　法】　佐餐食用。

【功　用】　益气养胃,降脂减肥。适用于痛风合并高脂血症。

 ## 三鲜竹荪

【组　成】　水发竹荪、熟鲜笋尖各 150 克,水发香菇、菜心各 100 克,素鲜汤 350 毫升,植物油 50 克,白糖、黄酒、香油各 10 克,胡椒粉 3 克,食盐、味精、湿淀粉各适量。

【制　法】　将竹荪切去头尾取中段,保持筒状长 5 厘米,共 24 条;笋尖、菜心均切 24 条,长 5 厘米;香菇切丝分成 24 份。取笋尖、菜心各 1 条,香菇 1 份,镶入竹荪筒内,用沸水焯约 30 秒钟,捞出用洁布吸干水分。炒锅上火,放油烧热,烹入黄酒,加素鲜汤、味精、食盐、白糖、胡椒粉烧沸,放入竹荪筒煮约 1 分钟捞出,分两排摆在盘中;炒锅上中火,放油烧热,烹黄酒,加素鲜汤、食盐、味精、白糖,用湿淀粉勾稀芡,淋上香油,搅匀,浇在竹荪筒上即成。

【用　法】　佐餐食用。

【功　用】　减肥瘦身,健脾益胃。适用于痛风合并高脂血症。

 ## 双菇什锦

【组　成】　金针菇、水发黑木耳、香菇各 50 克,香油 2 克,食盐、味精各适量。

【制　法】　将金针菇、黑木耳、香菇洗净后放入热水锅中,稍煮,捞出,拌入香油、味精、食盐拌匀即成。

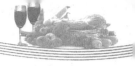

【用　法】　佐餐食用。

【功　用】　益气健脾,降压减肥。适用于痛风合并高脂血症。

鲜菇烧冬瓜

【组　成】　鲜蘑菇 150 克,冬瓜 350 克。

【制　法】　将冬瓜洗净,去皮、瓤、子,切成 0.5 厘米厚的冬瓜片备用;将鲜蘑菇拣杂,洗净,连柄切成厚片待用。炒锅置火上,加入清汤(或鸡汤)适量,中火煮沸,放入菇片、冬瓜片,加葱花、生姜末,改用小火煨煮至冬瓜熟透酥烂,加食盐、味精、五香粉,用湿淀粉勾薄芡,淋入香油即成。

【用　法】　佐餐当汤,随意服食。

【功　用】　清热解毒,化痰降脂,减肥降浊。适用于痛风合并高脂血症。

麦麸山楂糕

【组　成】　麦麸 50 克,山楂 30 克,茯苓粉 50 克,粟米粉 100 克,糯米粉 50 克,红糖 10 克。

【制　法】　将麦麸、山楂去杂;将山楂去核,切碎,晒干或烘干,与麦麸共研为细末,再与茯苓粉、粟米粉、糯米粉、红糖一起拌和均匀,加水适量,用竹筷搅和成粗粉粒状,分装入 8 个糕模具内,轻轻摇实,放入笼屉,上笼用大火蒸 30 分钟,粉糕蒸熟取出即成。

【用　法】　早晚 2 次分服,或当点心,随餐食用。

【功　用】　补虚和血,散瘀降脂。适用于痛风合并高脂血症。

大蒜萝卜汁

【组　成】　生大蒜头 3 个(30 克),生萝卜 30 克,冰糖适量。

【制　法】　大蒜去皮,萝卜洗净,切碎,加少量凉开水,捣烂取汁,加

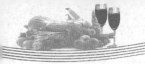

冰糖少许。

【用　法】　每日早晚分饮。

【功　用】　解毒抗癌，化肉降脂。适用于痛风合并高脂血症。